Ich schenke dir ein Lied

Die schönsten heilsamen Lieder
von Wolfgang und Katharina Bossinger
ausgewählt und kommentiert von David Lindner

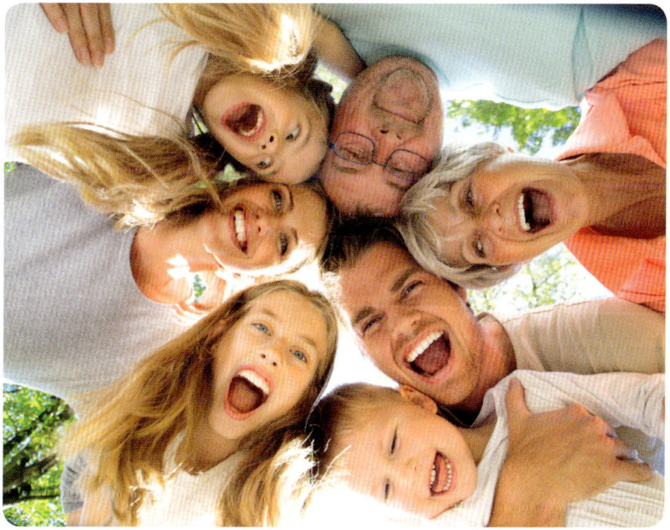

Zum Mitsingen
Zum Lauschen und Genießen
Zum Verschenken
Zum-sich-selbst-Schenken

Traumzeit-Verlag

Ich schenke dir ein Lied … oder fünfzehn.

Die CD zu diesem Buch enthält fünfzehn meiner liebsten heilsamen Lieder von Wolfgang und Katharina Bossinger. Abwechslungreich, voller Kraft und ganz leicht mitzusingen.
Oder einfach nur zum Hinhören und Entspannen.

Es handelt sich um Auskopplungen aus den sechs CDs *Heilsame Lieder CD 1-4*, *Healing Songs of the World I* und *Meiner hellster Stern*.

Die Geschenke

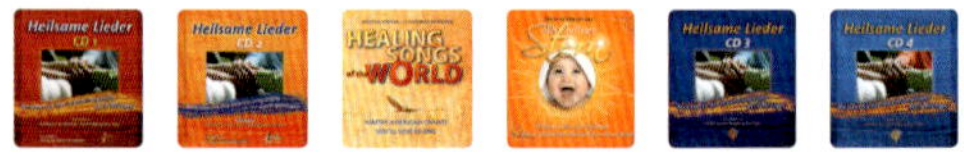

Herzlieder

Ein ganz besonderes Geschenk

»Welche CD von Wolfgang und Katharina kannst du als mir Einsteiger ins Heilsame Singen denn empfehlen?«

»Welche CD kann ich jemanden schenken, der mit Selbst-Singen bisher nicht so viel am Hut hatte?«

»Auf welcher CD sind die schönsten Mitsing-Lieder zu hören?«

Du hältst sie in deinen Händen: ***Ich schenke dir ein Lied,*** mit

- meinen Lieblings-Liedern von Wolfgang und Katharina,
- mit Texten & Noten,
- Ideen zum Tanzen,
- Kraftspender-Fotos
- und Begleitinfos.

Somit ein rundum praktischer Einstieg in das Reich des heilsamen Singens und für Neulinge das perfekte Geschenk.

Glückstränen

Beim Zusammenstellen dieses Buches habe ich immer wieder die Lieder gehört, gespürt und mitgesungen. Ich habe nicht eine einzige Arbeitssession geschafft, ohne überwältigende Gefühle der Liebe und Dankbarkeit zu spüren.

Wissenshäppchen

Zwischen den Songs immer wieder ebenso interessante wie inspirierende Nahrung fürs Gehirn: Wissenshäppchen über die heilsame Wirkung des Singens aus Wolfgangs Buch *Die heilende Kraft des Singens*.

Geschenke

Zu jedem Song meine persönlichen Gedanken, warum ich ihn für dich ausgewählt habe. Möge dir dieses Buch Kraft und Genuss spenden, dich mit der Liebe in dir und der Welt verbinden. Beim Selbst-Genießen oder beim Verschenken.

David
dein Traumzeit-Verleger

*Das Wesentliche können wir nur mit dem Herzen singen.
Für die klassische Musiklehre ist es unhörbar.*

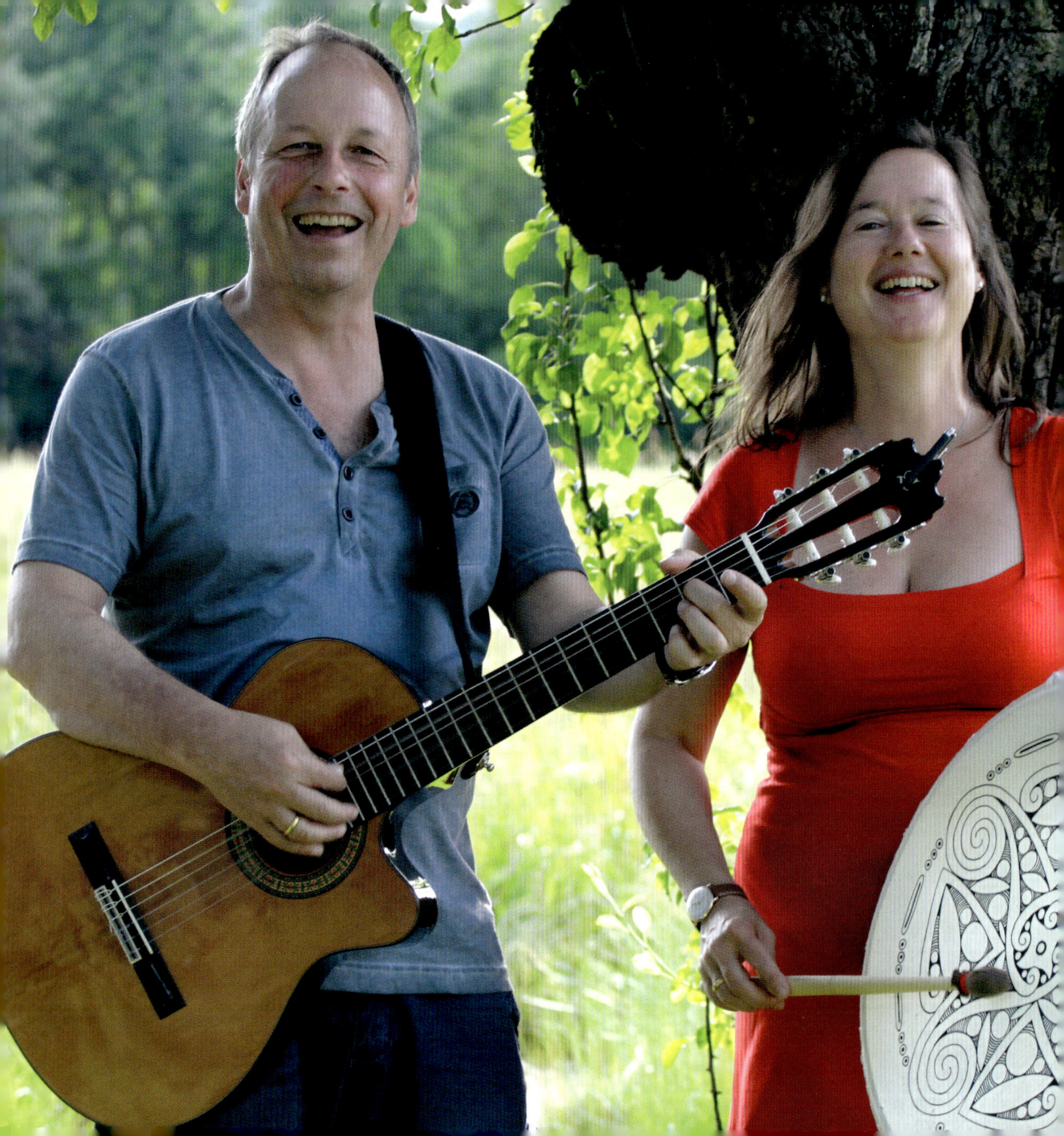

Herzmenschen

Zwei ganz besondere Menschen

Seit über zehn Jahren realisiere ich für Traumzeit gemeinsam mit Katharina und Wolfgang Bossinger Projekte zur Anwendung des heilsamen Singens. Der kreative Lebensweg dieser beiden Singpioniere wäre ein eigenes Büchlein wert. Mit ihren CDs, Fach- und Liederbüchern wie der Gründung des Vereins »Singende Krankenhäuser« haben sie dem Thema Gesundheitsstärkung durch Singen in den deutschsprachigen Ländern zu einem neuen Erblühen verholfen und die neue Singkultur entscheidend mit geprägt. Als Dozenten geben sie ihr Wissen und ihre Erfahrung zudem weiter: Sie bilden zertifizierte Singleiter aus, die das heilsame Singen in Krankenhausern, pädagogischen und therapeutischen Einrichtungen zu den Menschen bringen.

In Wolfgang und Katharina bin ich zwei Menschen begegnet, die vor Liebe und Energie geradezu überfließen. Sie teilen ihre kreativen Erfahrungen in praxisorientierten Werken, mit denen sich das Potenzial des heilsamen Singens erschließen lässt. Über die Jahre durfte ich zwei Kreative begleiten, die sich von Projekt zu Projekt weiterentwickelten. Musikalisch wie persönlich. Auf unnachahmliche Weise verbinden sie wissenschaftlichen Anspruch und therapeutische Praxis in einem bisherigen Gesamtwerk von überragender kulturell-therapeutischer Bedeutung.

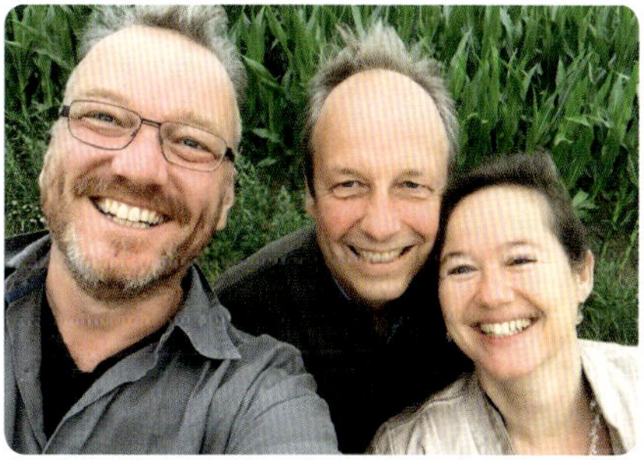

Klang-Aktivisten aus Liebe und Überzeugung: Verleger David, Singpioniere Wolfgang und Katharina.

Mit diesem Singenden Buch will ich sie ehren und dir ein Geschenk machen. Die fünfzehn Lieder und dieses Begleitbuch sind eine heilsame Essenz. Benutze sie (Singe mit!) und du wirst es erfahren ...

Viel mehr über Wolfgang und Katharina, ihren Weg und ihre Ausbildungs-Angebote unter:

www.healingsongs.de

Herzprojekte

Zwei Leben für das heilsame Singen

Wir veröffentlichten 2008 *Das Buch der Heilsamen Lieder*. 2009 die *Heilsame Lieder CD 1* und bald folgte *CD 2*. Durch die begeisterten Resonanzen von Hörerinnen wie Lesern inspiriert, feilten Katharina und Wolfgang, die sich hierbei nicht nur beruflich schätzen lernten, an ihrem künstlerischen wie persönlichen Miteinander.
2013 heirateten die beiden.

Wolfgang und Katharina zeigen it ihrem Werk, dass die Vereinigung von Wissenschaft und Kunst ein beachtliches Heilpotenzial mit sich bringen kann.

Spätestens mit *Mein hellster Stern*, einem spontan zu unserem Verlagsprojekt *Der Klang der Liebe* (siehe Seite 71) von den beiden realisierten Projekt, veränderte sich der Sound ihrer Musik. Wolfgang und Katharina wollten nicht mehr nur zum Mitsingen inspirieren. Die Musik der CDs lädt auch einfach »nur« zum Hinhören, Träumen und Atemholen ein.

Gemeinsam stark

Nicht nur die schiere Fülle und Qualität der in den Liederbüchern gesammelten heilsamen Lieder ist beachtenswert. Wolfgang und Katharina vereinten in beiden Büchern jeweils rund fünfzig kreative Singpioniere, die ihre Lieder mit Noten und Texten für die Projekte zur Verfügung stellten. Sie bilden somit einen authentischen Querschnitt durch eine kulturell-therapeutisch-spirituelle Bewegung der Gegenwart. Gerade auch durch die große Anzahl der Mitwirkenden finden sich Lieder ganz unterschiedlicher Kraft und Ausdrucksweise in den Büchern und auf den jeweils dazu produzierten zwei CDs.

Alle Titel sind direkt beim Verlag oder über den Service guter Buchhändler erhältlich:
www.traumzeit-verlag.de

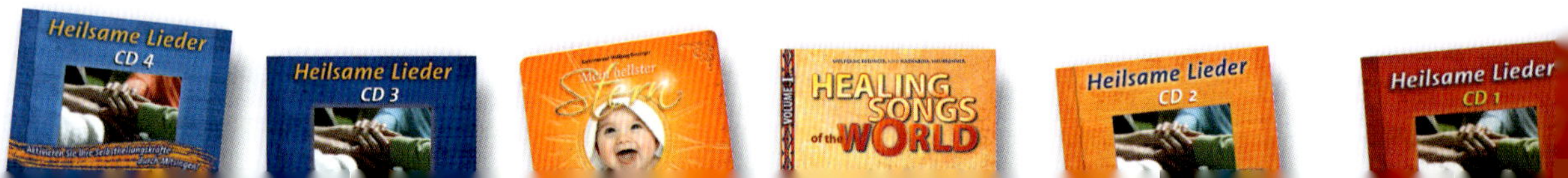

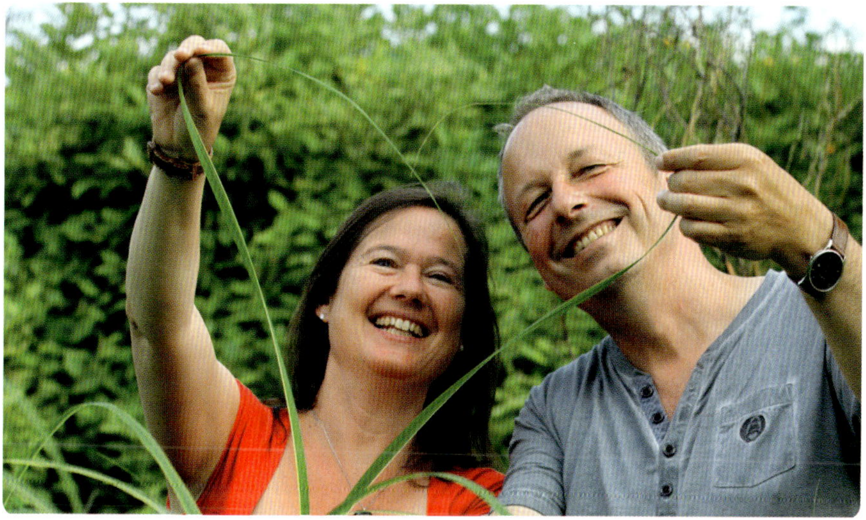

Kreative Pioniere des Wandels: Wolfgang, Katharina und der Traumzeit-Verlag mit weiteren Kreativen bereiten schon die nächsten Projekte vor. Längst nicht nur für Fans des Heilsamen Singens.

Das Begleitbuch zur Medienwelle

Für Singfans erwähnt werden muss in diesem Zusammenhang natürlich Wolfgangs Buch *Die heilende Kraft des Singens.* Es war sowohl Auslöser wie Begleiter einer beispiellosen Welle der Berichterstattung über das heilsame Singen in den Medien. Kaum ein journalistischer Artikel zum Thema griff nicht auf dieses Standardwerk oder Wolfgang persönlich als Informationsquelle zurück.

Schwingung und Gesundheit

Ein weiteres Pionierprojekt, das zu einem Standardwerk avancierte, war das von Wolfgang in Zusammenarbeit mit Harmut Eckle und in einer Filmfassung mit der Regisseurin Ingrun Finke realisierte Projekt *Schwingung und Gesundheit.* Sechsundzwanzig renommierte Wisssenschaftler, Therapeutinnen, Dozenten, Künstlerinnen, Pädagogen und Aktivistinnen liefern hier Einblicke in ihre Ansätze einer neuen Heilkultur.

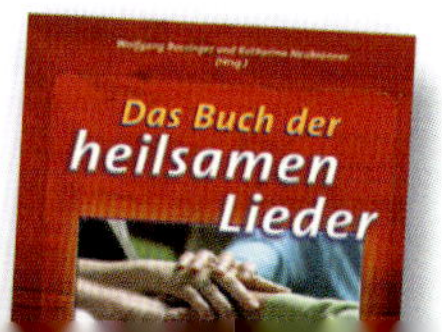

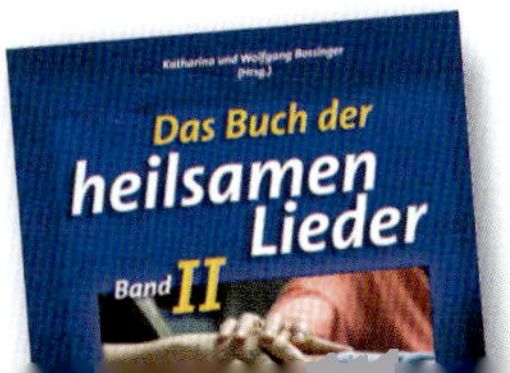

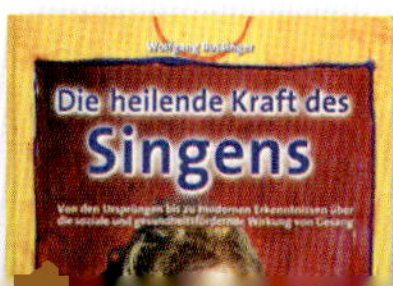

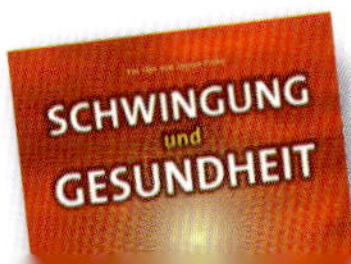

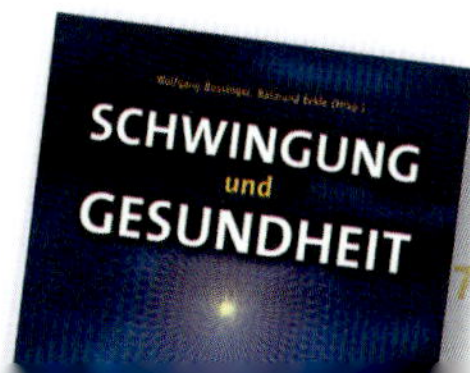

Klangfreunde

Viele liebe und kreative Menschen unterstützten Wolfgang und Katharina bei der Realisierung ihrer CDs: Mit einem dicken ***Danke Schön!*** an all jene, die an den Songs beteiligt waren, die du auf ***Ich schenke dir ein Lied*** genießen und mitsingen kannst.

Mitsingende in den Songs »Heyanana« und »Heyangua«: Manuel Bold, Anna Neuenburg-Gröner, Alexandra Janus, Lukas Bossinger, Joachim Sevenich & Harald Haupt.

Alle anderen Sounds & Instrumente der Songs: Wolfgang & Katharina.

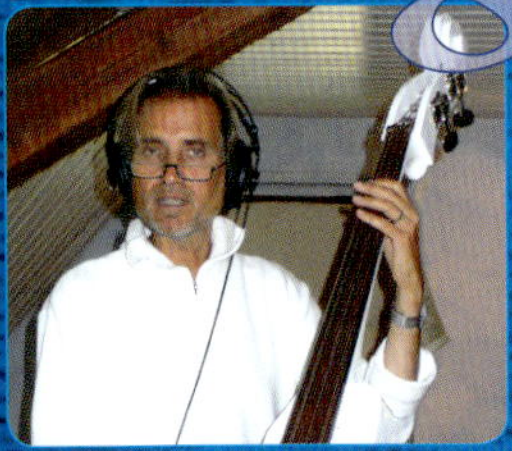
Urs Fuchs (Bass & Perc. 3, 8)

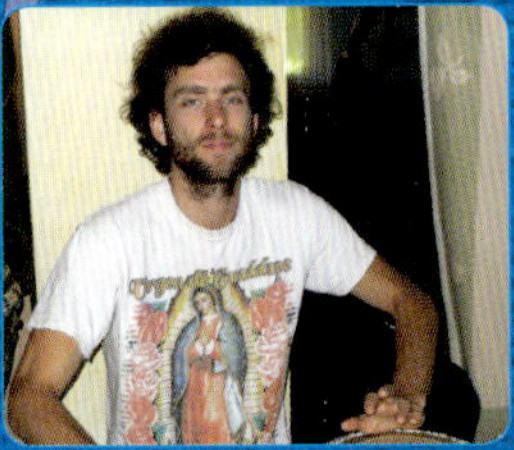
Phillipp Stegmüller (Gesang 3)

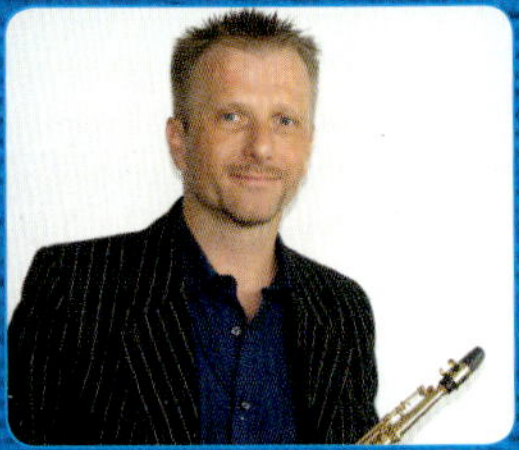
Holger Rohn (Sopransax 14)

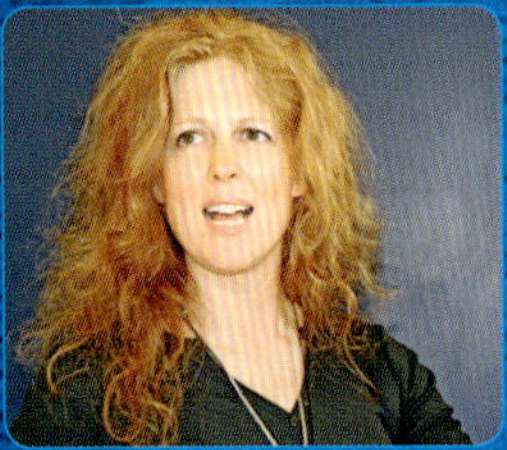
Anke Meyer (Gesang 5, 15)

www.imeinklangmitsich-selbst.jimdo.com

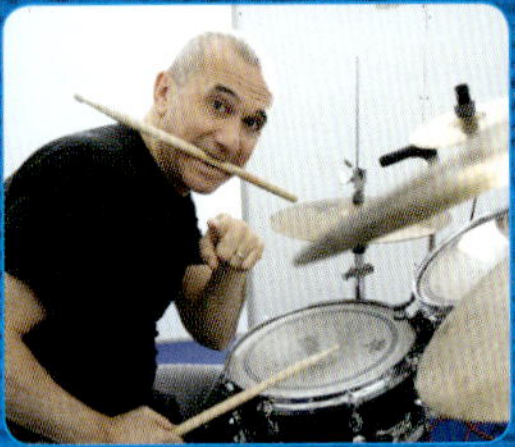
Bülent Köksal (Drums & Percussion 4, 5, 10, 14, 15)

www.BuelentKoeksal.de

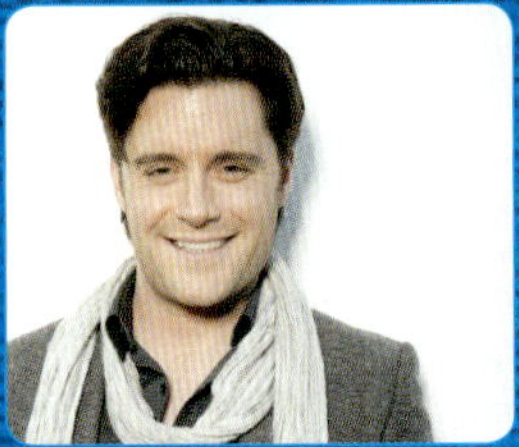
Marco Lombardo (Gesang 1, 4, 5, 10, 11, 15)

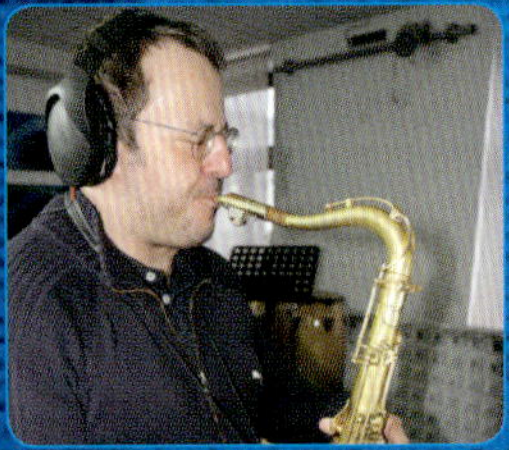
Norbert Streit (Saxofon 4, 5, 10, 11)

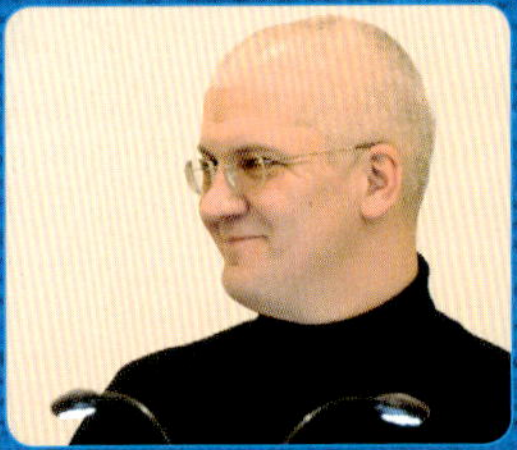
Andreas Plank (Klavier 2, 4, 9)

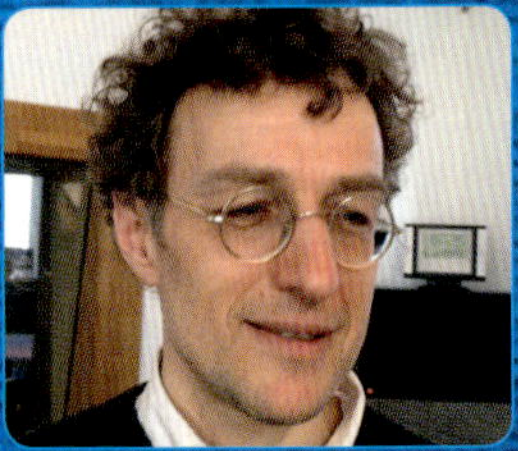
Tamás Füzesi (Geige 13)

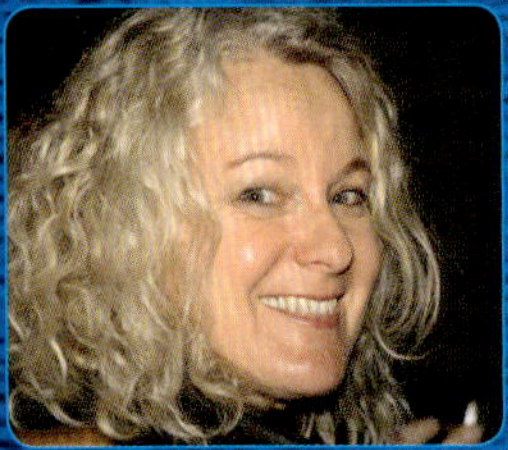
Daniela Sauter de Beltré (Gesang 10, 11)

Foto: Dieter Wiesse

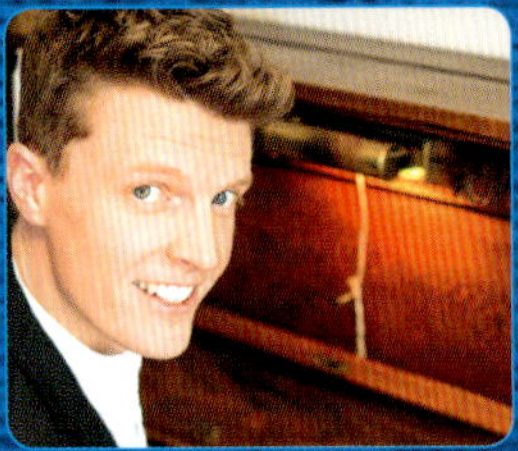
Florian Neukamm (Klavier, Gitarre, Ukulele 4, 15)

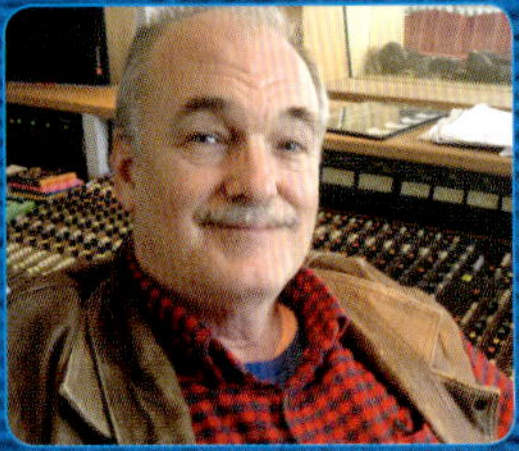
RoMi Schickle (Synth., Keyboards, Tontechnik & Mastering 1, 2, 4, 5, 9-15)

www.studio-zwei.de

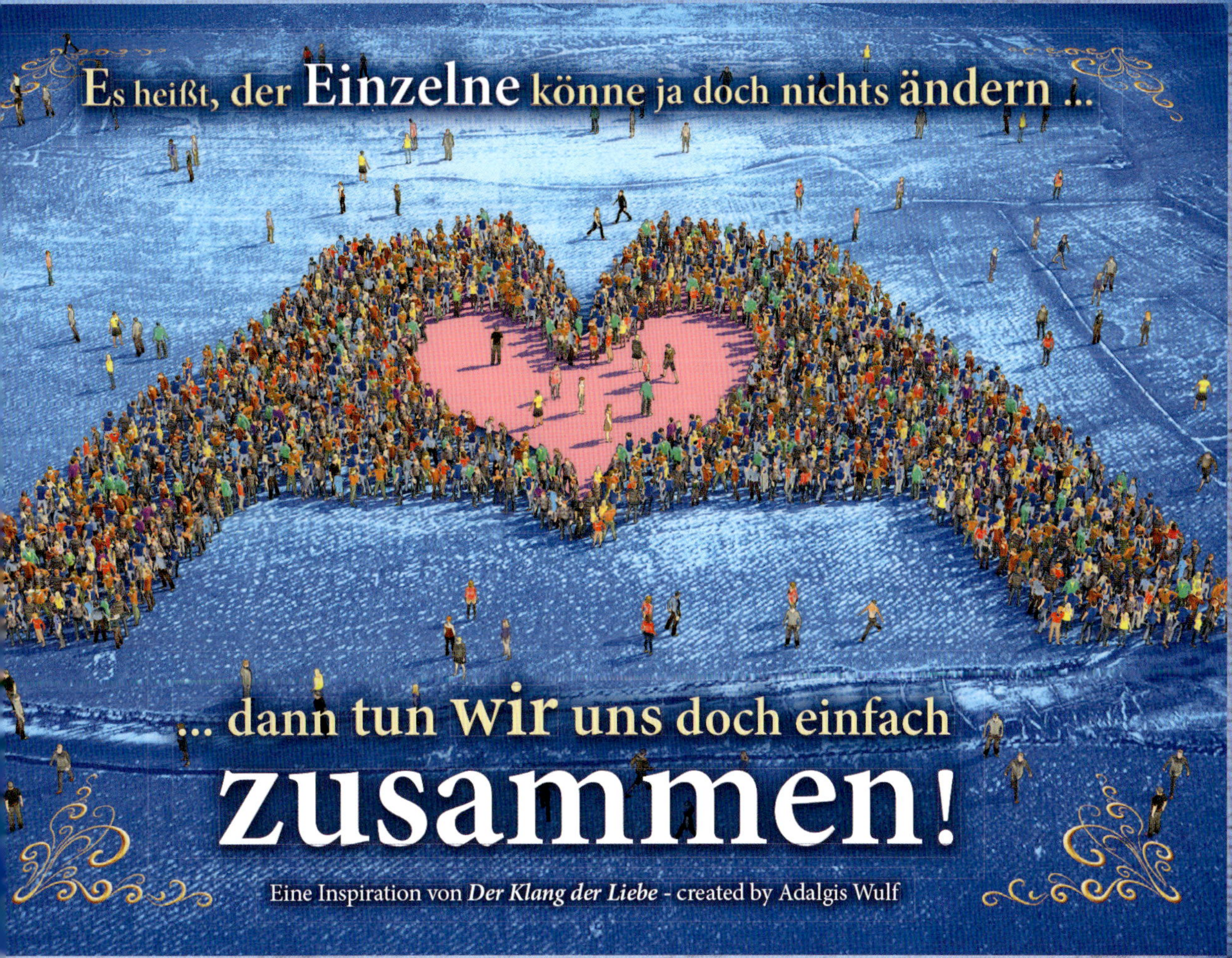
Es heißt, der Einzelne könne ja doch nichts ändern ...
... dann tun wir uns doch einfach
zusammen!
Eine Inspiration von Der Klang der Liebe - created by Adalgis Wulf

Motiv erhältlich als Postkarte bei Traumzeit

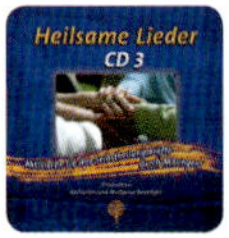

Geschenk No 1: Lean on me

Katharina Bossinger

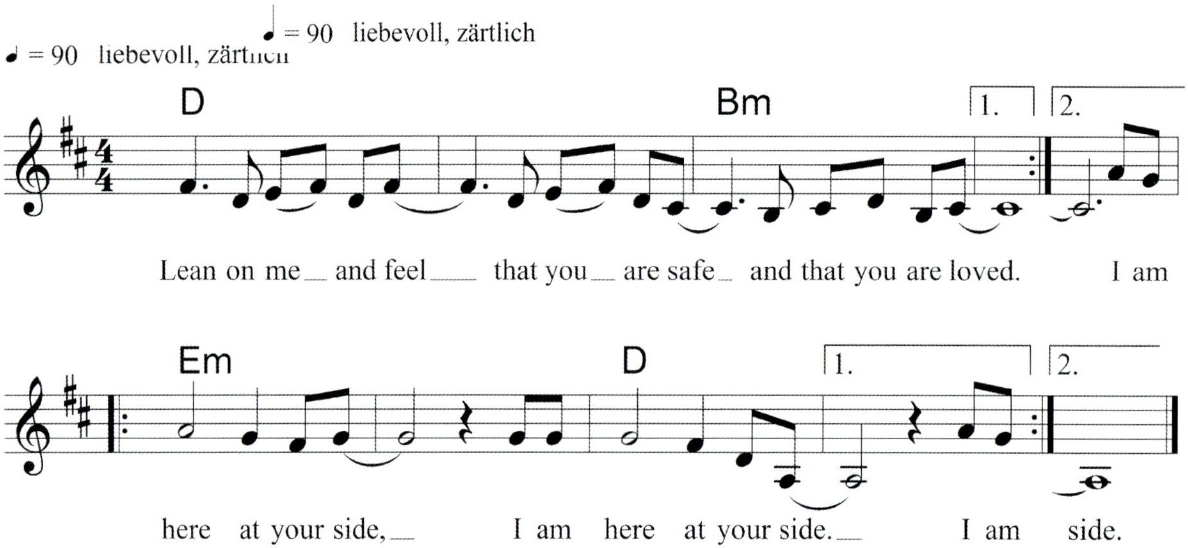

Text und Musik: © Katharina Bossinger 2010, www.sing-again.de, auf der CD »Heilsame Lieder 3«, Traumzeit-Verlag 2015.

Katharina zu ihrem Lied:
»Am stimmungsvollsten klingt das Lied in der englischen Originalversion. Jedoch kann es für Teilnehmer, die nicht so gut englisch sprechen, sehr berührend sein, das Lied mit deutschem Text zu singen.«

Deutscher Text von Katharina Bossinger und Elina Krüger:
»Lehn dich an und fühl',
ich gebe dir Halt
und du wirst geliebt.
Ich bin jetzt für dich da,
dir im Herzen ganz nah.«

Choreografie zu *Lean on me*:

Paare auf Kreislinie,
»Lean on me« – Partner Rücken an Rücken gelehnt;
»I am here at your side« – Partner drehen sich zueinander und können sich an den Händen halten, falls stimmig;
rechtsschultrig zum nächsten Partner in Blickrichtung weitergehen und mit diesem bei *»Lean on me«* wieder Rücken an Rücken anlehnen usw. (Tanz mit Progression).

Bei größeren Gruppen auch frei im Raum. Darauf hinweisen, dass man sich auch zu dritt mit den Rücken aneinander anlehnen kann.

Warum ich diesen Song für dich ausgewählt habe:

»Bei diesem Stück gefällt mir die epische Melodie unglaublich gut. Katharinas und Marcos Stimmen gehen perfekt ineinander auf. Der Song ist melancholisch, gleichzeitig ein Herzschmeichler. Ein Anlehn-Song. Großes Kino der Gefühle. Denn wer hat nicht schon einmal im Leben jemanden gebraucht, an den er sich anlehnen konnte?

Ebenso tut es gut, einem Mensch, der der Zuwendung bedarf, diese zu schenken ...«

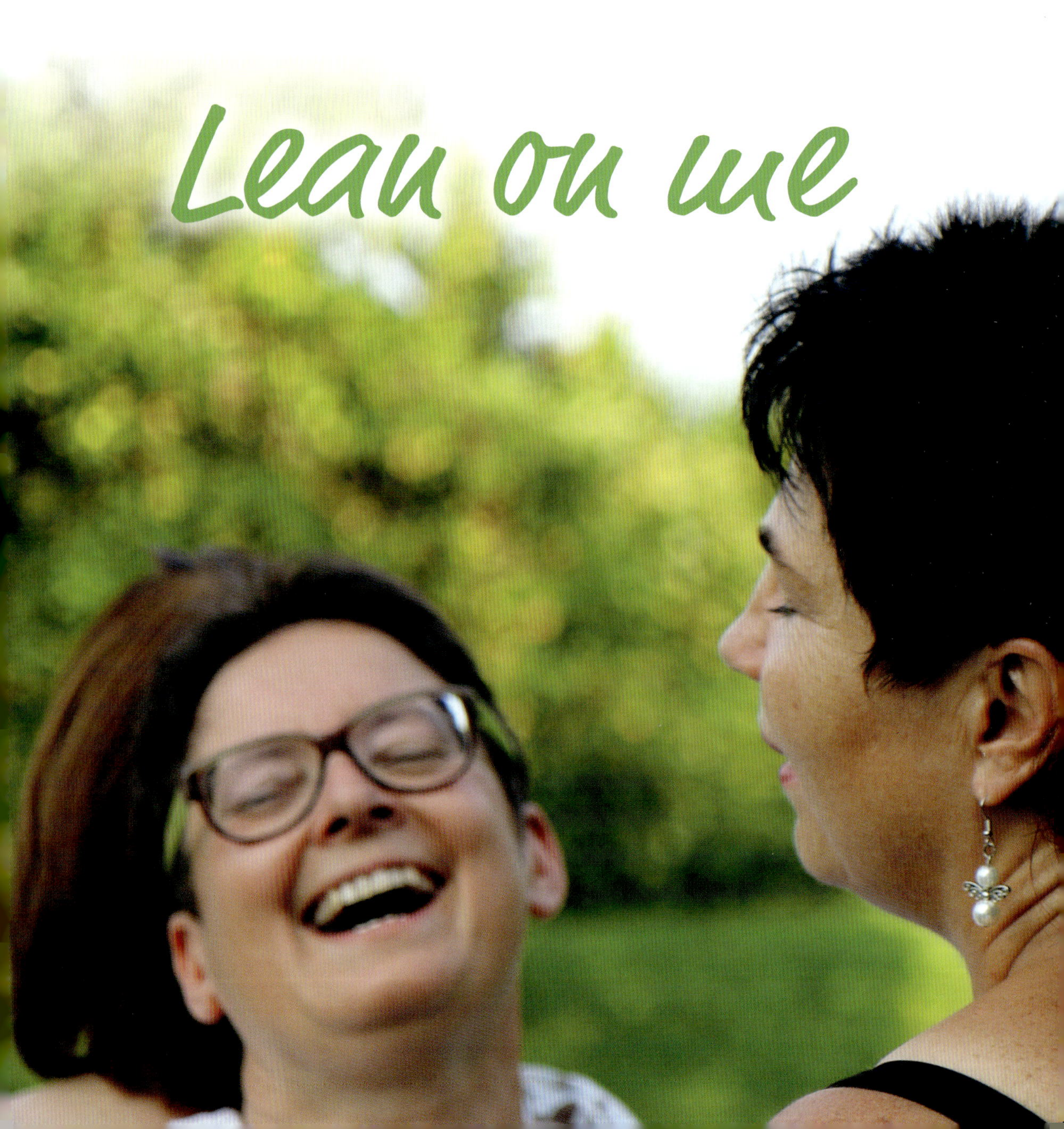
Lean on me

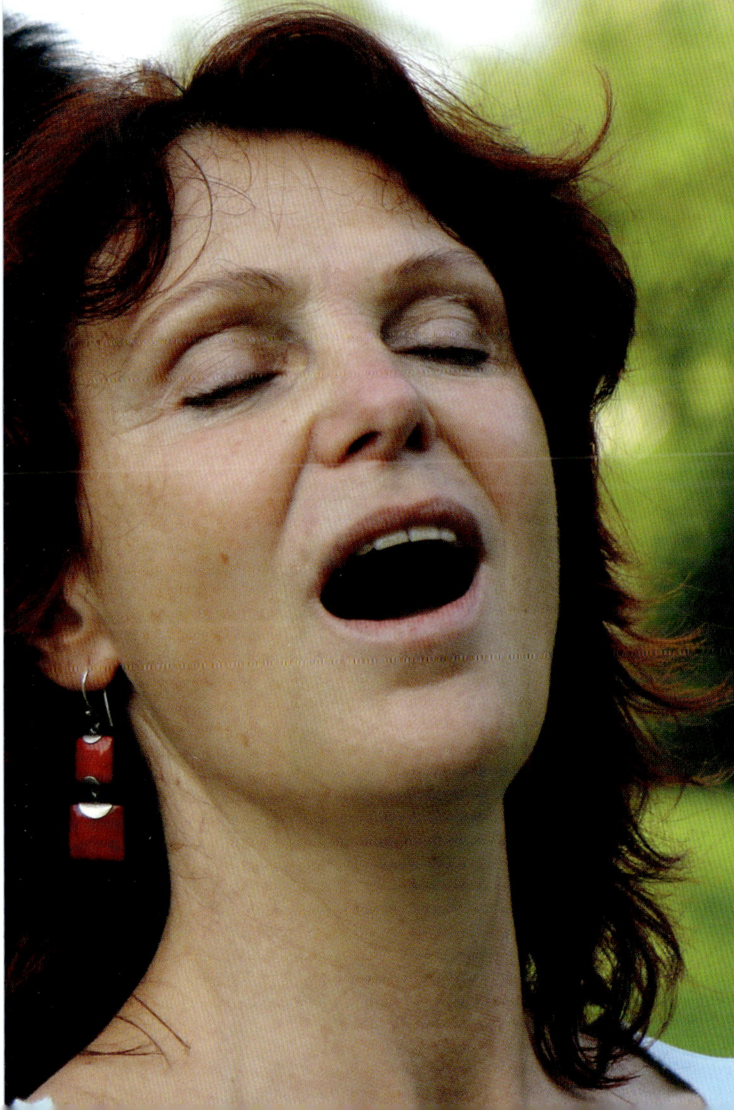

Singen schafft Verbundenheit und öffnet die Herzen

Singen ist ein wunderbarer Weg zur Erfahrung von Gemeinschaft, Verbundenheit und Liebe zwischen Menschen.

Mütter und Väter singen ihre Kinder in den Schlaf oder trösten sie durch ihren Gesang, wenn sie sich wehgetan haben. Bereits im Mutterleib nehmen heranwachsende Babys die Stimme ihrer Mutter wahr und reagieren nach ihrer Geburt mit Wohlbefinden und Beruhigung bei ihrem Erklingen.

Beim Singen wird außerdem das Bindungs- und Liebeshormon Oxytocin ausgeschüttet, das die soziale Bindung zwischen Menschen enorm fördert. Singende Menschen fühlen sich daher wohl miteinander und sind gerne zusammen.

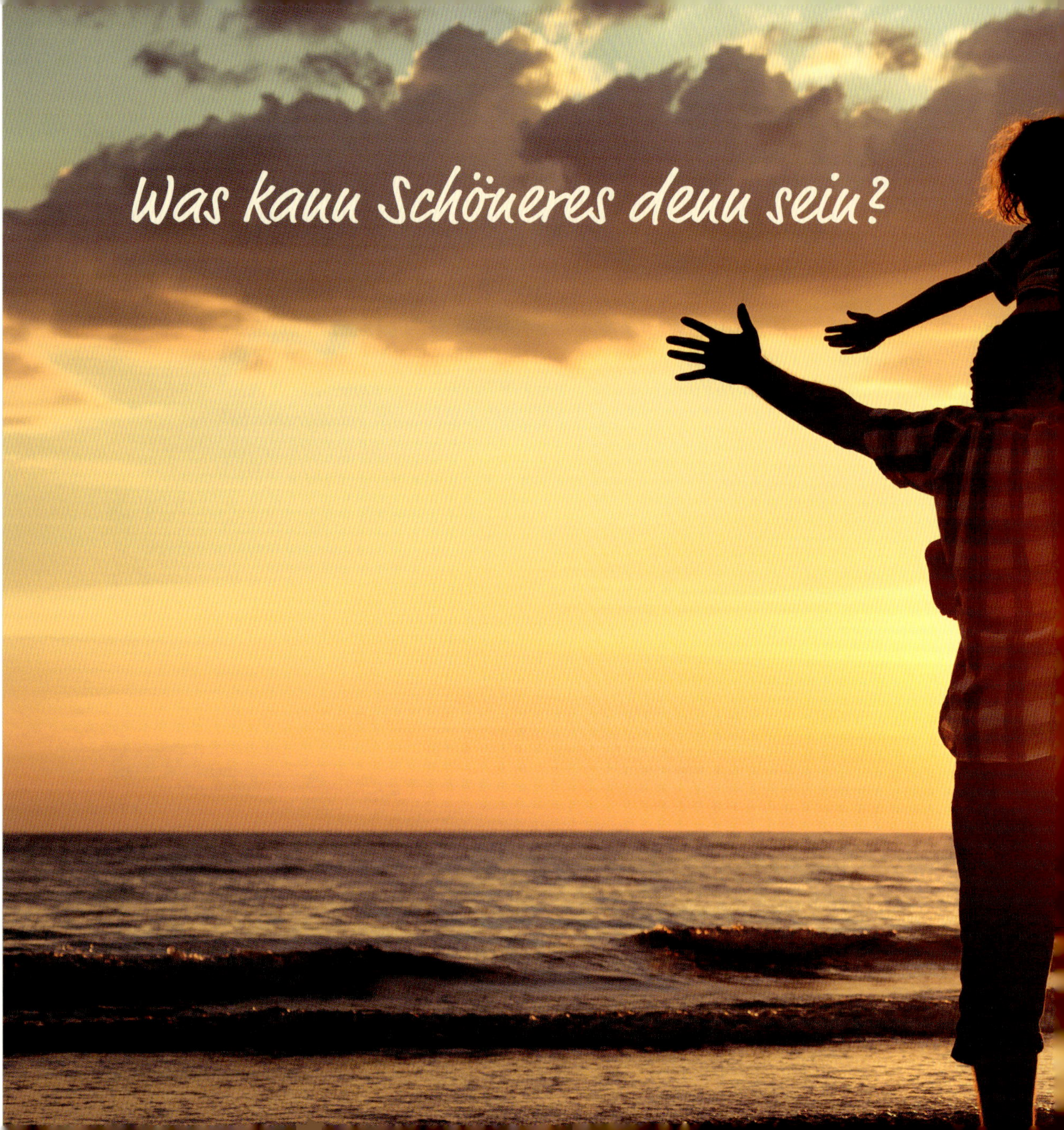
Was kann Schöneres denn sein?

Gesang als Booster für das Immunsystem

Singen ist ein natürliches Schutzschild unseres Immunsystems: Durch zwei Studien konnte bei Chorsängern nachgewiesen werden, dass durch Singen der Anteil an Immunglobulin A bereits nach kurzer Zeit deutlich steigt (um bis zu 240 Prozent). Immunglobulin A ist ein Antikörper, der an den Schleimhäuten des Körpers sitzt (zum Beispiel im Mund/Rachen/Nase) und Krankheitserreger und Allergene an der »vordersten Front« – also bereits beim Eindringen in den Körper – bekämpft und unschädlich macht.

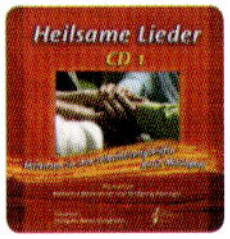

Geschenk No 3: Denn er hat seinen Engeln befohlen

Katharina Bossinger

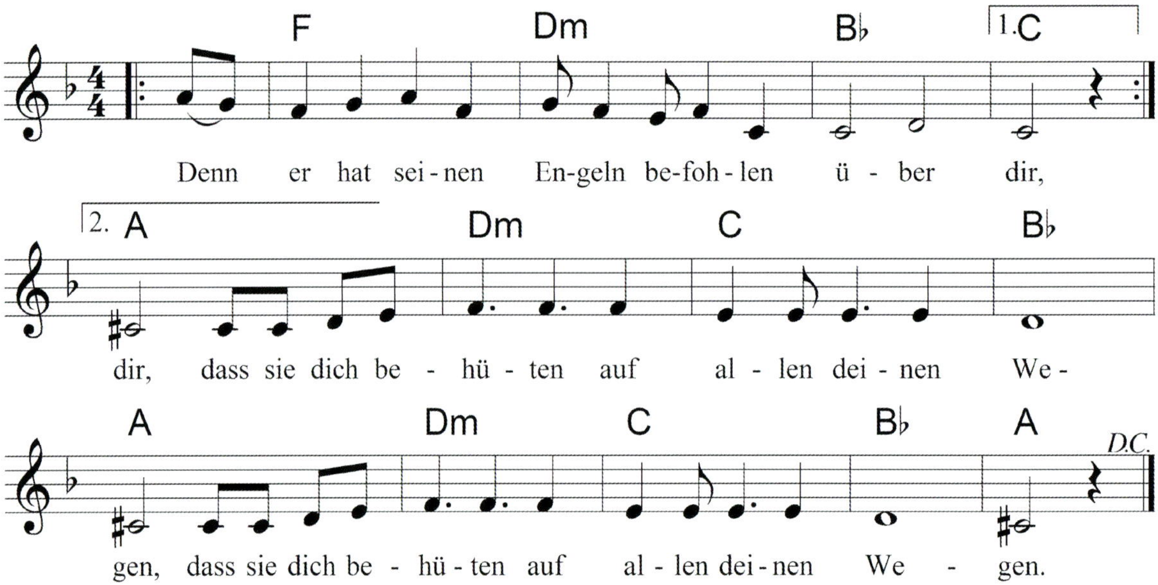

Als Heilungsritual:

Je nach Teilnehmerzahl mehrere Fünfergruppen bilden: Jeweils eine Person steht in der Mitte und empfängt die »behütende Engelsenergie« von den vier weiteren Personen, die im Heilkreis um die mittlere stehen. Die vier Personen im Heilkreis zentrieren sich im Herzen und schicken liebevolle, behütende Energie in die Mitte zum Empfangenden. Dabei die Arme und Handflächen in einer segnenden Geste zu der empfangenden Person in der Mitte wenden (die Teilnehmer können sich vorstellen, beschützende Engel zu sein, wenn sie mögen). Auf Wunsch des Empfangenden kann dieser auch mit den Händen berührt werden (zum Beispiel am Kopf, den Schultern, usw.). Es kann vorher besprochen werden, wofür sich die Person in der Mitte Heilung wünscht. Pro Teilnehmer zwischen ein und drei Wiederholungen des Liedes, dann Wechsel. Jeder Teilnehmer kann frei entscheiden, ob er in die Mitte des Heilkreises möchte und wie lange. Es ist sehr wichtig, die eigenen Grenzen und die der anderen dabei zu beachten!

Warum ich dieses Lied ausgewählt habe:

»Wer hat denn in seinem Leben nicht schon einmal Zeiten erlebt, in denen er jemanden gebraucht hat, der ihn beschützt? Der seine Bodyguards aussendet, damit sie auf einen aufpassen?
Wer hat noch nie Situationen im Leben erlebt, nach denen er dachte »Uih, das war ja knapp. Da hatte ich aber Glück.«
Was, wenn es Glück nicht gibt? Wenn das Universum von Liebe durchdrungen ist? Wenn wirklich eine besondere Kraft, die wir wohl niemals ergründen werden, uns in Liebe zugetan ist?
Meiner Erfahrung nach können wir ganz rationale Menschen sein: Wenn es uns wirklich schlecht geht und wir singen oder spüren in diese Liedzeilen, dann flutet es uns mit Kraft und Zuversicht. Unsere Körperintelligenz ist einfach klüger als wir ... «

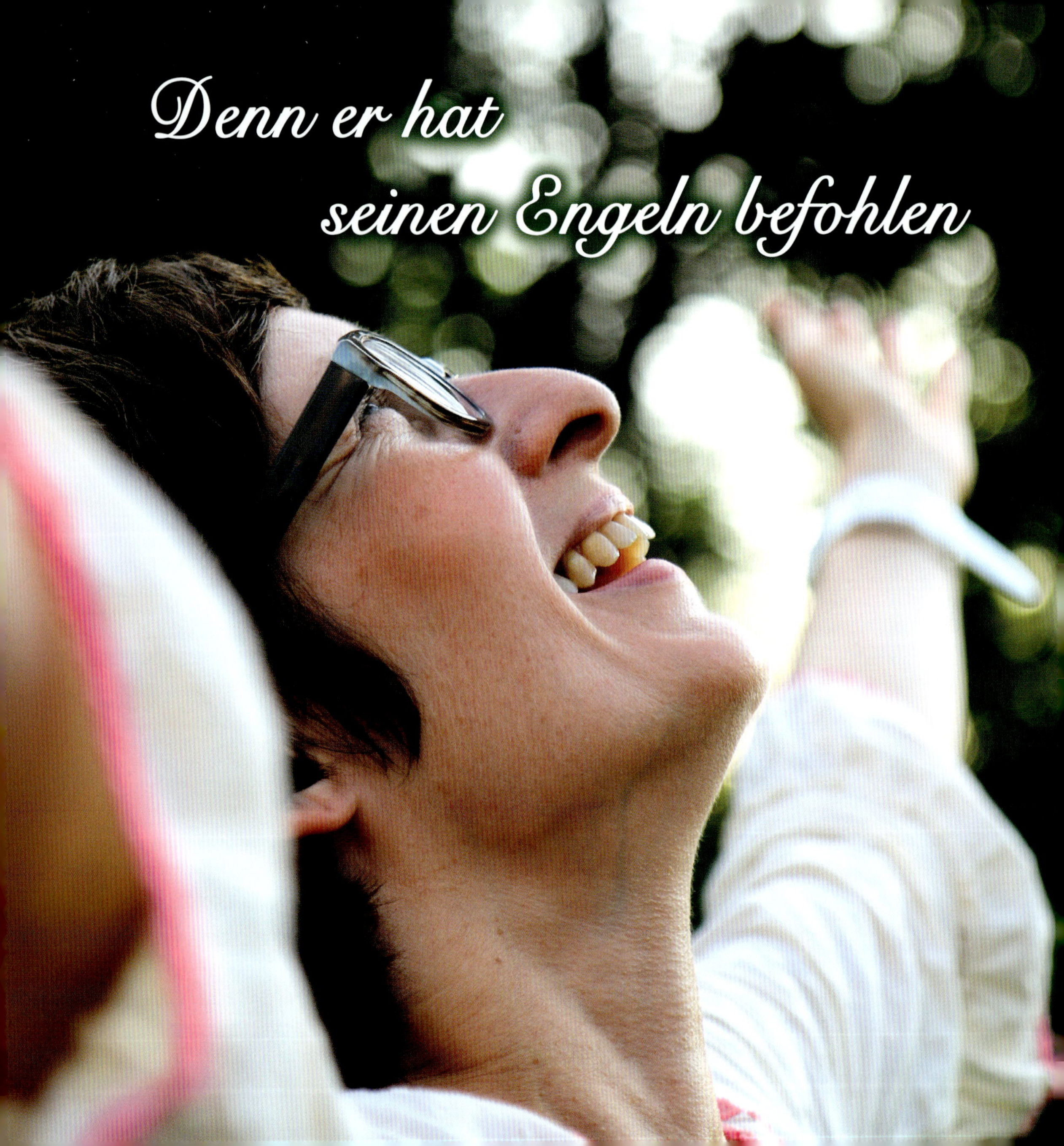
Denn er hat
seinen Engeln befohlen

Singen
stärkt das
Selbstbewusstsein

Die eigene Stimme ertönen zu lassen, hilft dabei, sich selbst besser wahrzunehmen, auszudrücken und gehört zu werden. Unsere Stimme wird durch regelmäßiges Singen resonanzstärker und obertonreicher. Ohne dass wir uns anstrengen müssen, werden wir daher mehr und angenehmer von anderen Menschen wahrgenommen. Darüber hinaus zeigen Forschungen mit Chören und singenden Menschen, dass regelmäßiges Singen das Selbstbewusstsein und das Selbstwertgefühl stärken. Weiterhin sind singende Menschen ausgeglichener und weniger reizbar.

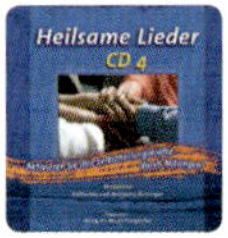

Geschenk No 4: Mit tausend Sonnen

Katharina Bossinger

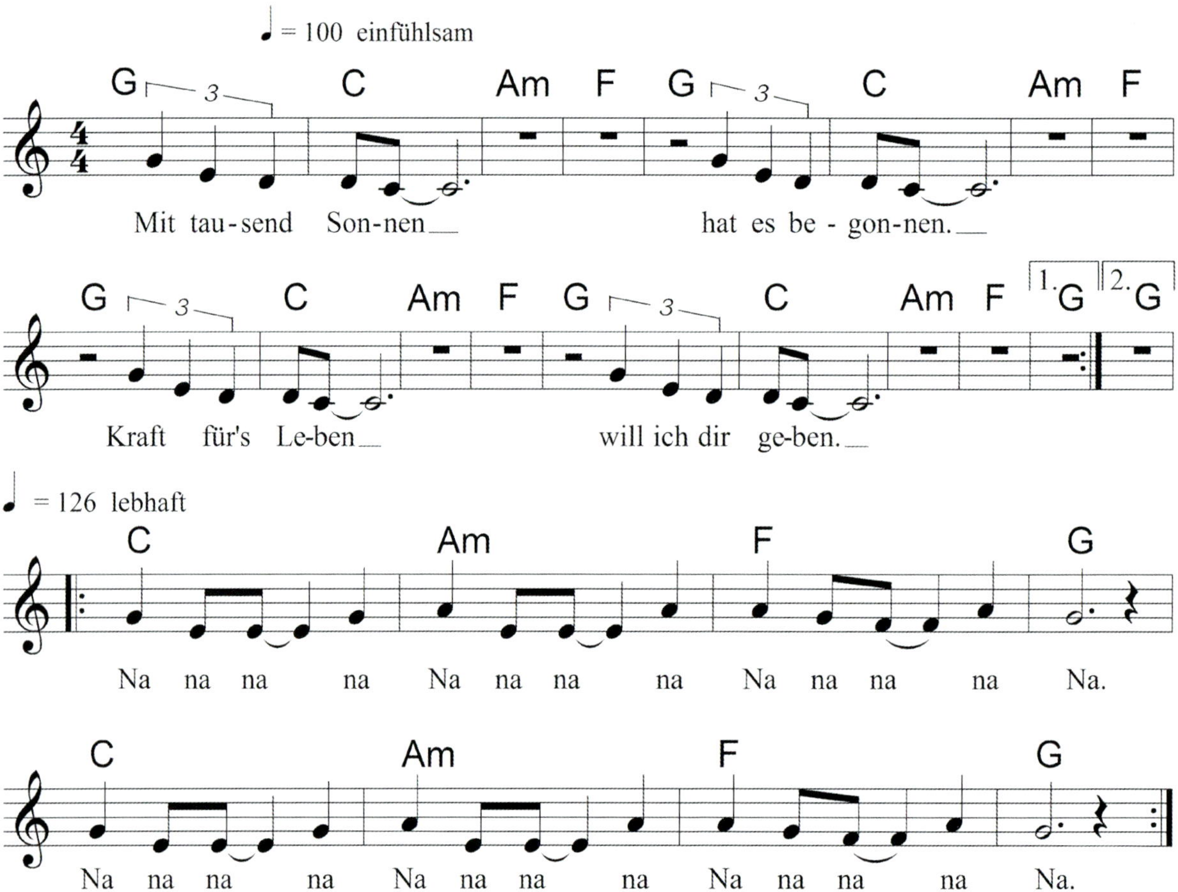

Choreografie:

Aufstellung: in zwei Kreisen (Außen- und Innenkreis). Als Paar jeweils hintereinander, Front zur Kreismitte gewandt. Die Teilnehmer im Außenkreis massieren die Partner im Innenkreis und gehen nach dem Lied nach rechts weiter im Kreis zu ihrem nächsten Partner und massieren diesen und so weiter. Der Innenkreis bleibt stehen und kann genießen.
Nach mehreren Runden wechseln die Rollen und die Teilnehmer im Innenkreis gehen in den Außenkreis. Diesen Wechsel eine Runde vorher ankündigen, damit sich die Teilnehmer im Innenkreis darauf einstellen können, dass die Massage für sie zu Ende geht.

Warum ich dieses Lied verschenke:

»Südsee-Feeling. Diesen Song hören und mitsingen und ich bin unweigerlich am Strand meiner Träume. Genieße die Meeresbrise. Mein Schatz ist an meiner Seite. Die Füße im Wasser, Sand zwischen den Zehen ...
Meinem Gefühl nach ein Liebeslied. Die tausend Sonnen im Bauch beim Anblick der Geliebten ...

Doch auch, wenn man sich neuen, aufregenden Aufgaben im Leben stellt, kenne ich dieses Kribbeln, diese tausend Sonnen im Bauch. Dieses Buch mit CD zusammenstellen zu dürfen kribbelt auch und wärmt wie 1000 Sonnen ...«

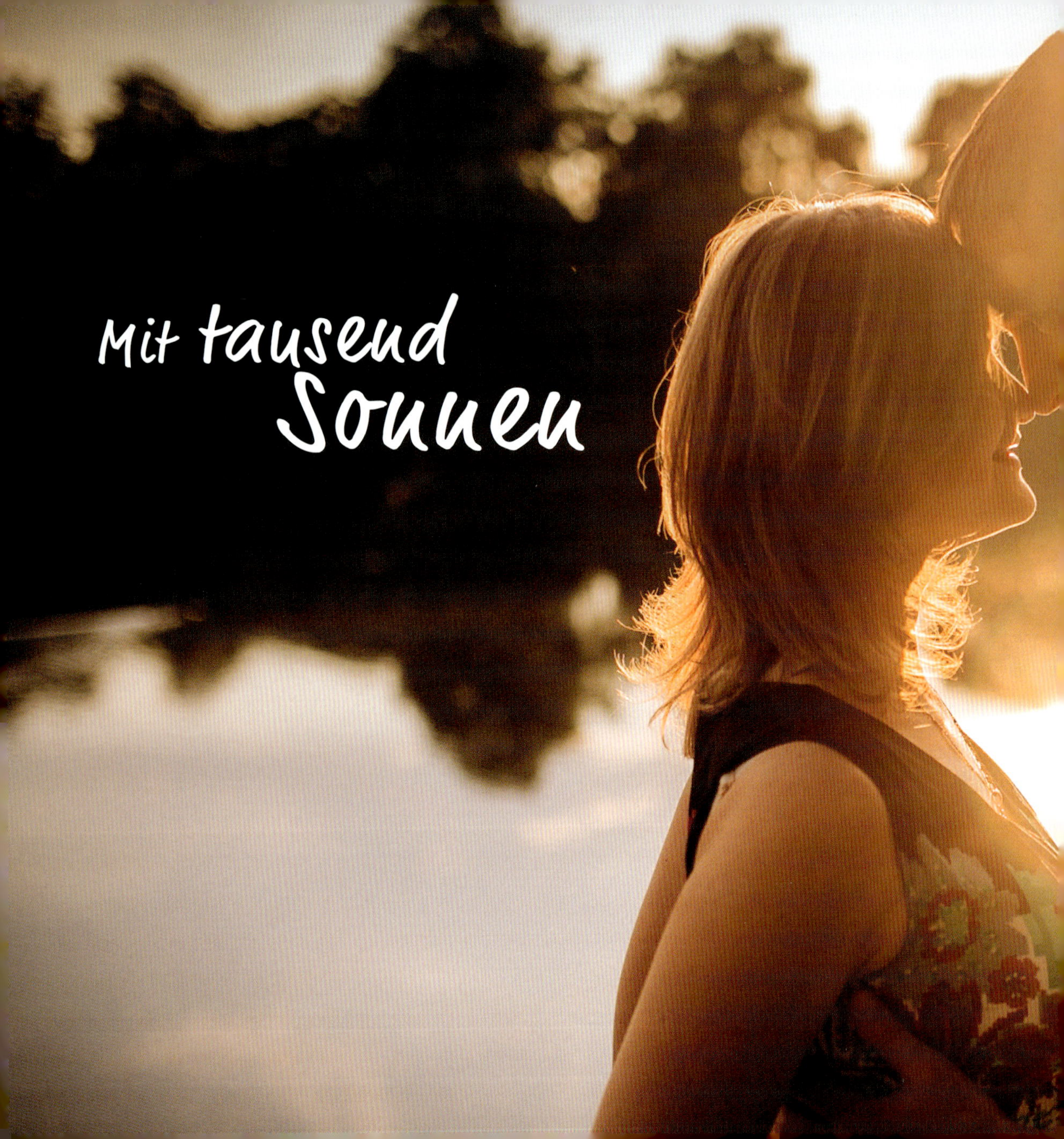
Mit tausend
Sonnen

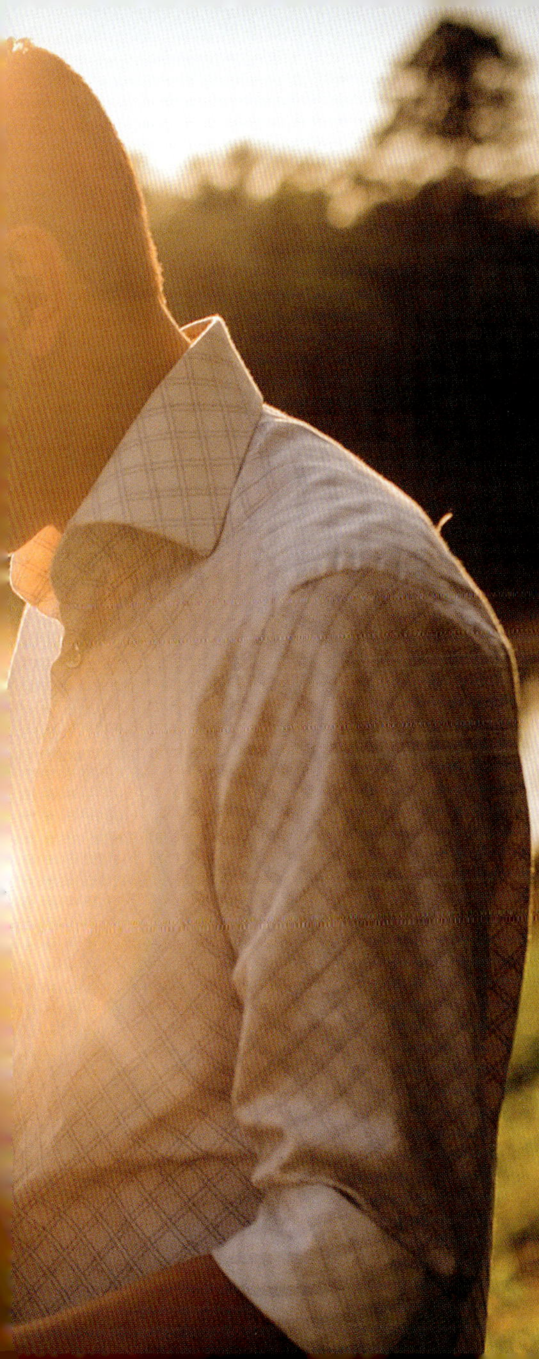

Singen
ist eine wunderbare »Sauerstoffdusche«

Beim Singen nutzen wir auf ganz natürliche Art und Weise unsere gesunde Vollatmung. Dabei wird das Zwerchfell aktiviert und wir atmen tiefer. Neben der besseren Sauerstoffversorgung unserer Organe, des Gehirns und der Körperzellen wird auch die Entgiftung des Körpers (Abbau von Stoffwechselschlacken) und die Entspannung gefördert. Studien zeigten sogar, dass Menschen mit schweren Lungenerkrankungen wie COPD durch Singen profitieren und wieder besser atmen können.

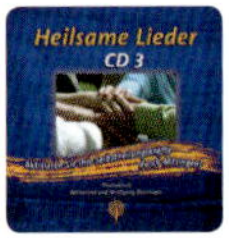

Geschenk No 5: Together we are strong

Katharina Bossinger

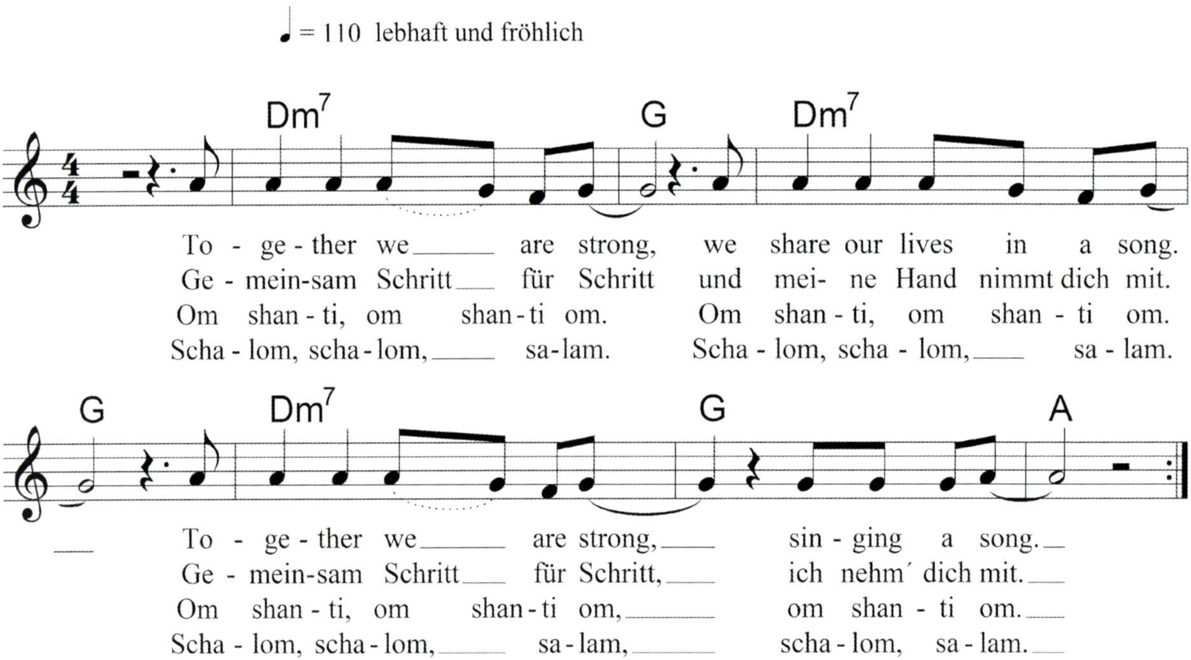

Auch Varianten möglich:
»we share our tears«, »...fears«, »...love«, »...joy in a song«

Bedeutung:
»Shanti« (Sanskrit) – innerer und äußerer Frieden, innere Stille, Ruhen aller Sinne, Leidenschaften, Gefühle, Empfindungen und Impulse;
»Schalom« (Hebräisch) – Frieden, Unversehrtheit, Segen, Heil, bedeutet Gesundheit, Wohlfahrt, Sicherheit und Ruhe. Gängigster Gruß unter Juden. Das Wort *»Schalom«* ist mit dem arabischen *»Salam«* auf das Engste verwandt umd basiert auf der im semitischen Sprachraum bedeutungstragenden Wurzel s-I-m;
»Salam« (Arabisch) – Frieden, Wohlbehaltenheit, Unversehrtheit. Üblicher Gruß im arabischen Sprachraum (ursprünglich rein religiös bezogen – Frieden mit Gott).

Choreografie zum Beginn einer Singgruppe:

Handfassung: V-Haltung, als Schlange durch den Raum gehen. Gegen Ende zum Näherkommen in die Spirale gehen, dort in ruhigerer Stimmung dann die Friedensstrophe(n) singen.

Regelmäßiges Singen ist wie »inneres Joggen«

Intensives regelmäßiges Singen erhöht die Herz-Kreislauf-Fitness. So zeigte sich bei Profi-Sängern eine deutlich erhöhte »Herzratenvariabilität« (wichtiger Indikator der gesundheitlichen Fitness). Meditiatives Singen hingegen wirkt blutdrucksenkend und verlangsamt die Herzfrequenz, was unser Herz entlastet und Erholung ermöglicht.

Mit Gesang Stigmatisierung und Ausgrenzung überwinden

Singen kann wirksam dabei helfen, Sprachbarrieren und ethnische oder kulturelle Unterschiede zu überwinden. Jeder kann einstimmen und mitsingen, egal welchen Hintergrund. Besonders wichtig können solche Erfahrungen sein bei Menschen, die unter Diskriminierung oder Stigmatisierung leiden. So können »psychisch kranke« Menschen, Flüchtlinge oder Obdachlose durch Singen tiefe Erfahrungen von Zugehörigkeit und Gemeinschaft machen. Darüber hinaus entstehen in Singgruppen neue soziale Kontakte und Freundschaften. Singen fördert Toleranz und Mitgefühl.

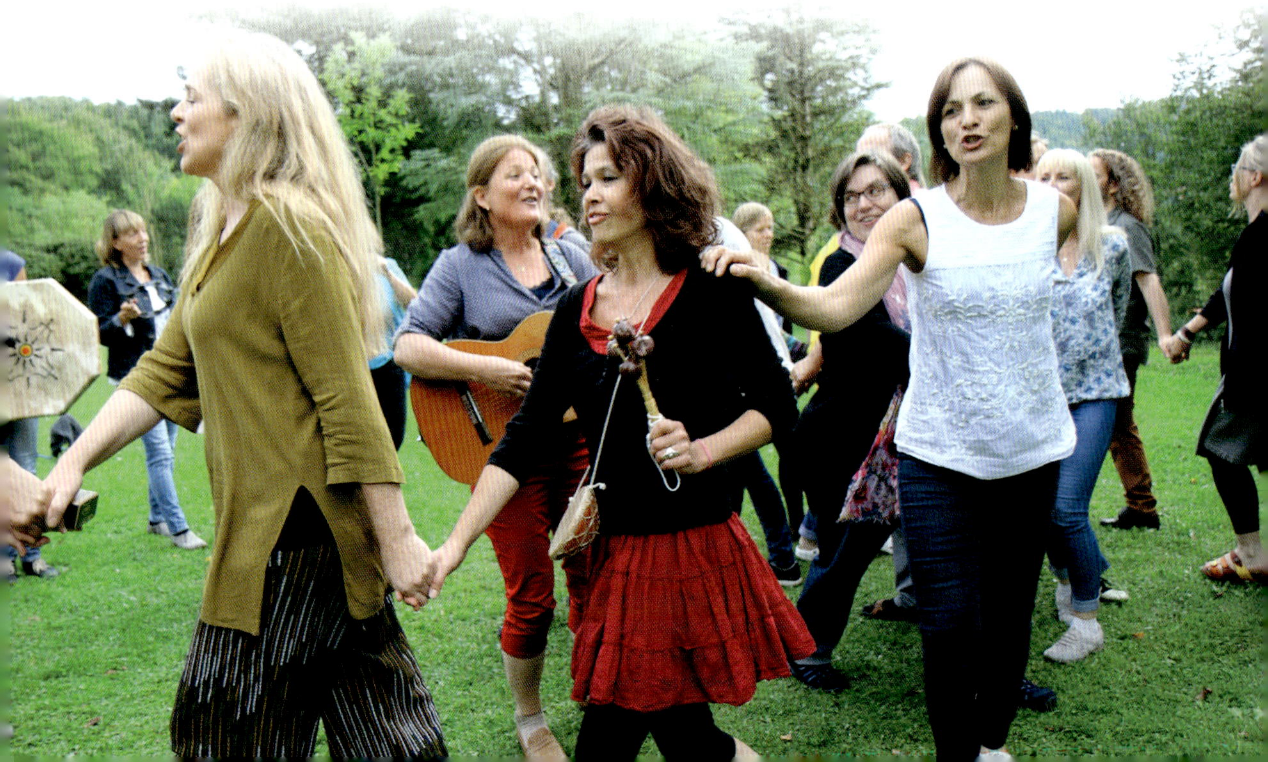

Warum dieses Lied ein Geschenk ist:

»Wer einmal erlebt hat, wie gemeinsames Singen Menschen miteinander verbindet, wie sie beginnen, von innen zu leuchten, der kann nur überrascht und berührt sein. Ganz offensichtlich, da bedarf es keiner Studie, ist die Erfahrung des gemeinsamen Singens eine Erfahrung, die Menschen ungemein glücklich macht. Und Glück hilft, sich gesund zu fühlen.

Ich stelle mir vor,
dass unsere Staatsoberhäupter vor ihren Verhandlungen solch ein Lied miteinander singen und sich seinem Spirit zu verpflichten haben.
Stell dir vor, sie müssten daheim in ihren Ländern alle zum selben Zeitpunkt vor Hunderttausende Bürger treten und das Lied des Friedens und der Kooperation erneut anstimmen.
Stell dir vor, in 194 Ländern würden jeweils Hunderttausende und Millionen Menschen dasselbe Lied zum selben Zeitpunkt einstimmen.

Das ist nur eine Träumerei?
Die Menschheit steht vor nie dagewesenen Aufgaben, die wir nicht den Politikern, Bankern und IT-Statistikern überlassen dürfen. Die verbindende Kraft des Singens ist einwandfrei bewiesen und sehr leicht selbst zu erleben.
Das Überleben der Menschheit wird regiert von einer Elite des Scheins, der Oberflächlichkeit, Gier und des Machthungers. Sie benutzen Zahlen, Statistiken und Verführung zum Konsum, um uns abzulenken.
Gemeinsam singen ist eine Welt des Seins. Es gibt inzwischen viele neue Ideen, Ansätze und Überlegungen, die von den sogenannten Leitmedien oft lächerlich gemacht werden. Das ist ein Hinweis darauf, dass sie stimmen könnten.
Wir müssen zu Agenten des Wandels werden. Um unserer Kinder willen.
Sing mit. Öffne dich neuen Ideen.«

Native American Chants

Zwei kraftvolle Songs aus dem Album »Healing Songs of the World I« mit modernen Vertonungen von Liedern indigener Nordamerikaner. Nicht künstlich auf »Indianer« getrimmt, sondern für uns hier in der Gegenwart interpretiert und gerade deswegen authentisch.

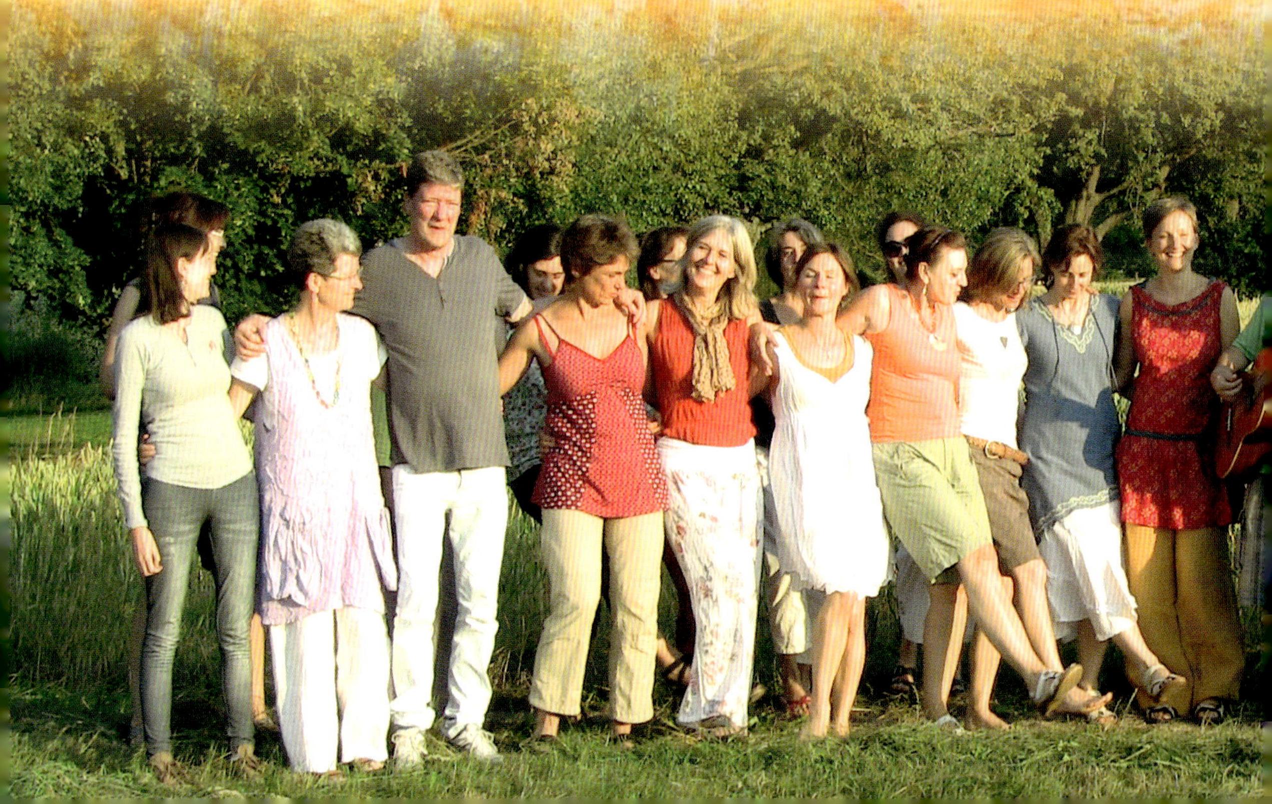

you will love to sing

Warum ich dieses Lied verschenke:

Beide Lieder sind Klang-und Sangeskraft, die ich in schamanischen Ausbildungen lieben gelernt habe. Das »Hey« kann so richtig schön aus dem Bauch heraus nach oben gestoßen werden, »-anana« und »-angua« sind wundervolle Sing-Gaumenspielereien. Die Texte lassen sich sowohl zart flüstern als auch laut stampfend vortragen. Beide sind zudem supereinfach zweistimmig zu singen. Probiert es mal mit getrennten Frauen- und Männerstimmen rund um ein Lagerfeuer. Wohlfühlgänschaut garantiert.

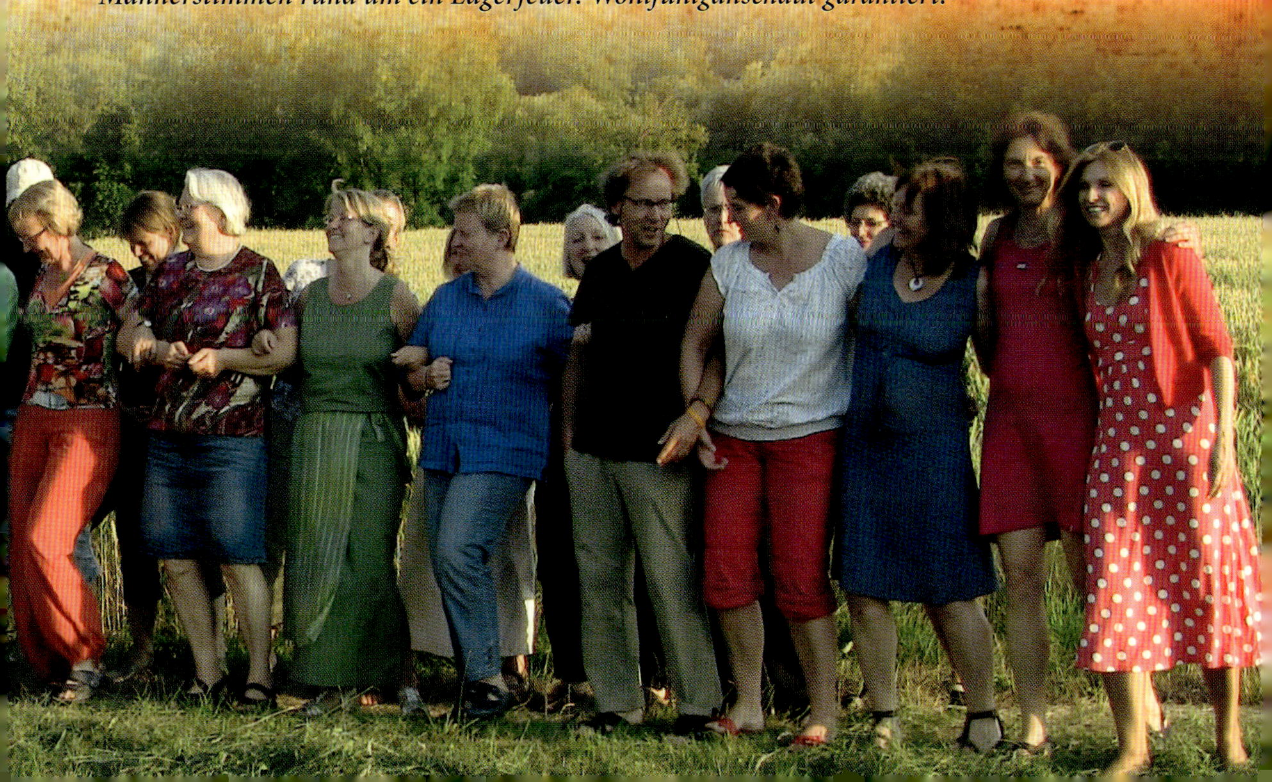

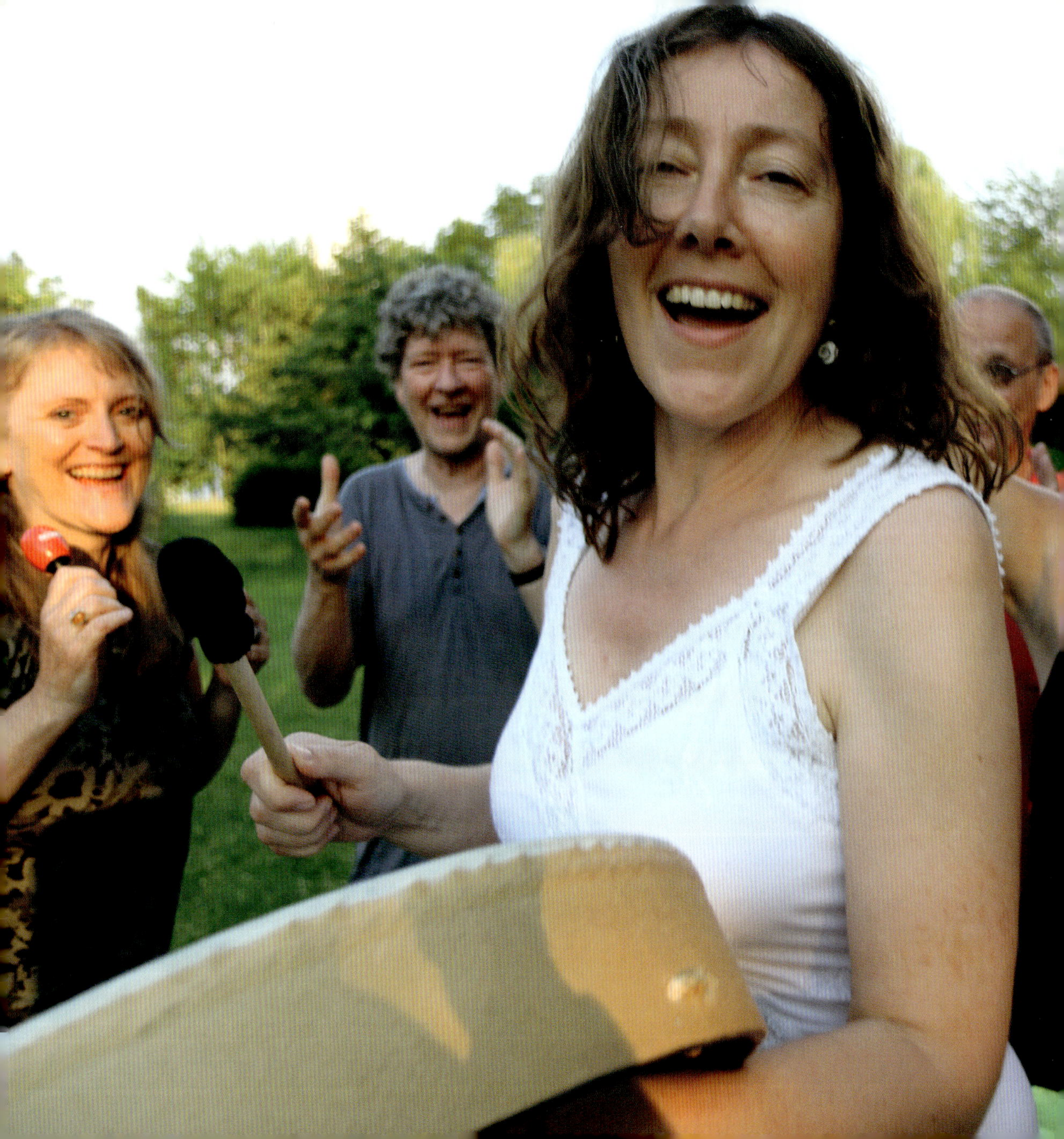

Geschenk No. 6: Heyanana

native American

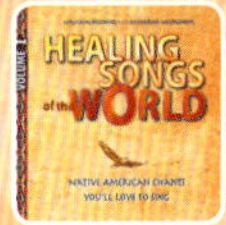

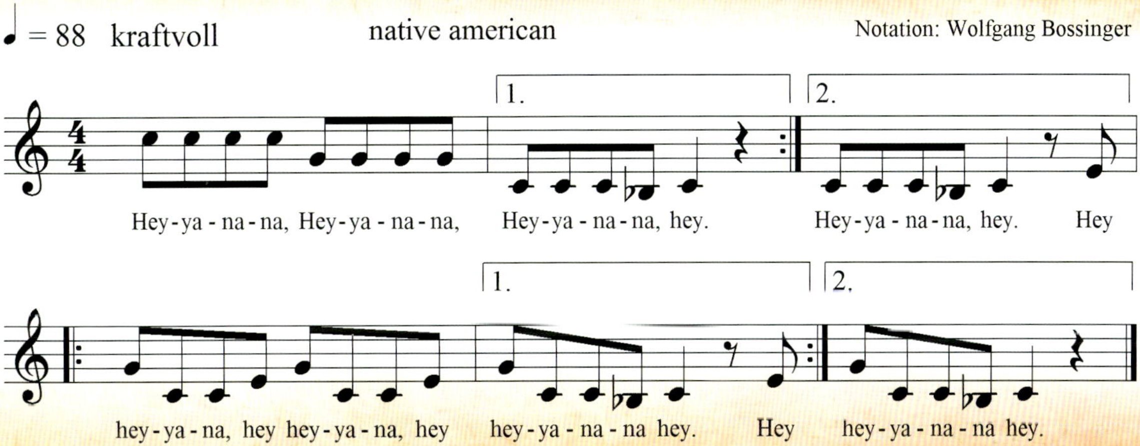

Dieses indianische Lied steht in Verbindung mit Aussaat, Pflanzzeit, Fruchtbarkeit und den Ahnen.
Dabei werden die vier Elemente (Feuer, Wasser, Erde, Luft) und die Hüter der vier Himmelsrichtungen (Osten, Süden, Westen, Norden) angerufen und eingeladen.
Dieses Lied kann gut für Eröffnungsrituale genutzt werden. Dabei können zusätzlich auch die Ahnen oder unterstützende Kräfte angerufen werden oder Bitten und Gebete ausgesprochen werden, die dann von allen durch das Singen des Liedes und die Gesten bekräftigt werden.

Liedtext:

A. Heyyanana heyyanana
heyyananahey Heyyanana
heyyanana heyyananahey

B. Hey hey ya na
Hey hey ya na
hey hey ya na hey hey ya na
hey hey ya na na hey hey
hey ya na na hey

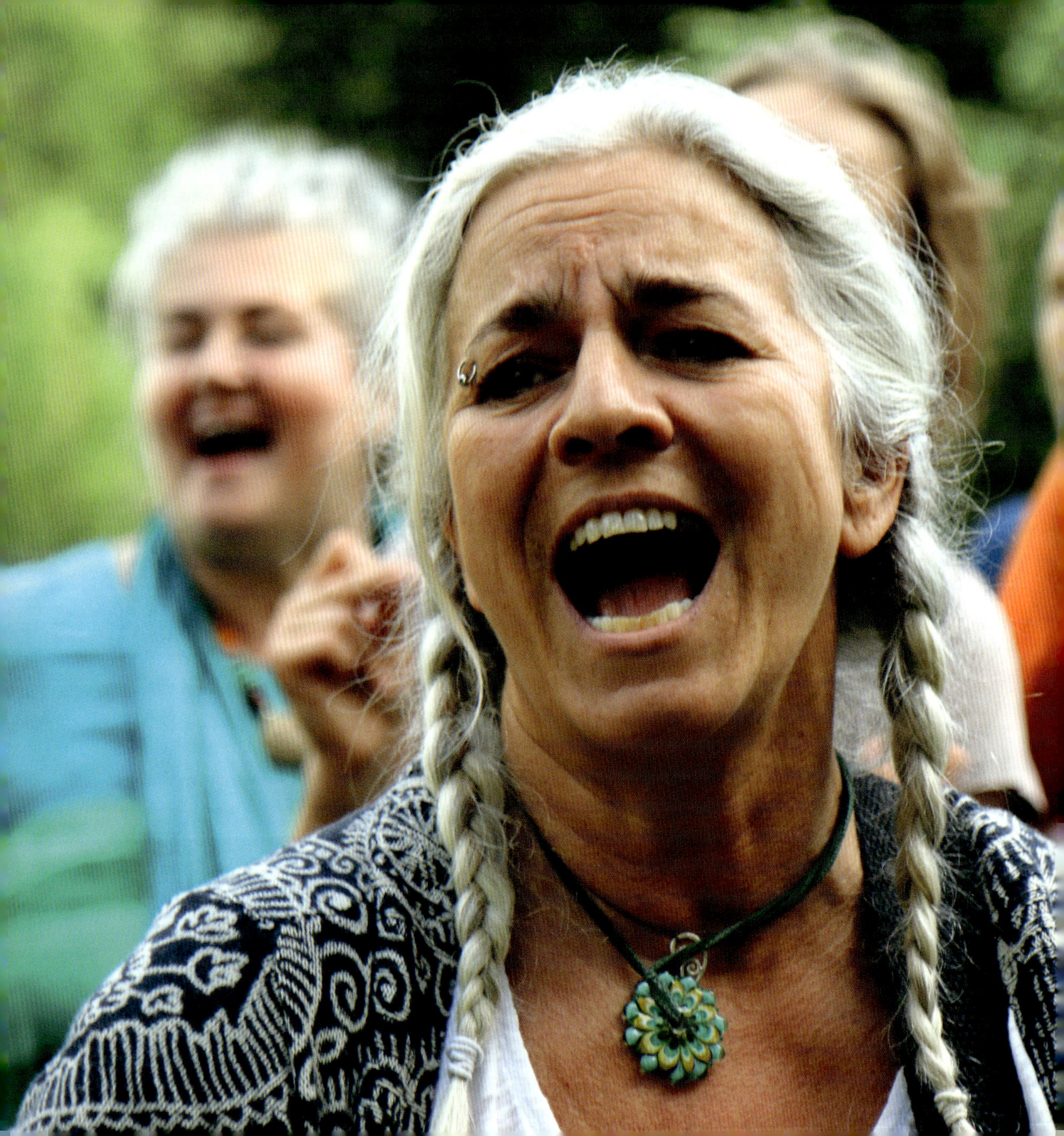

Geschenk No. 7: Heyangua

native American

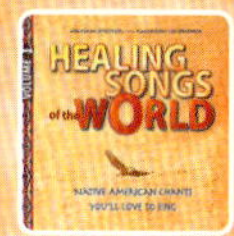

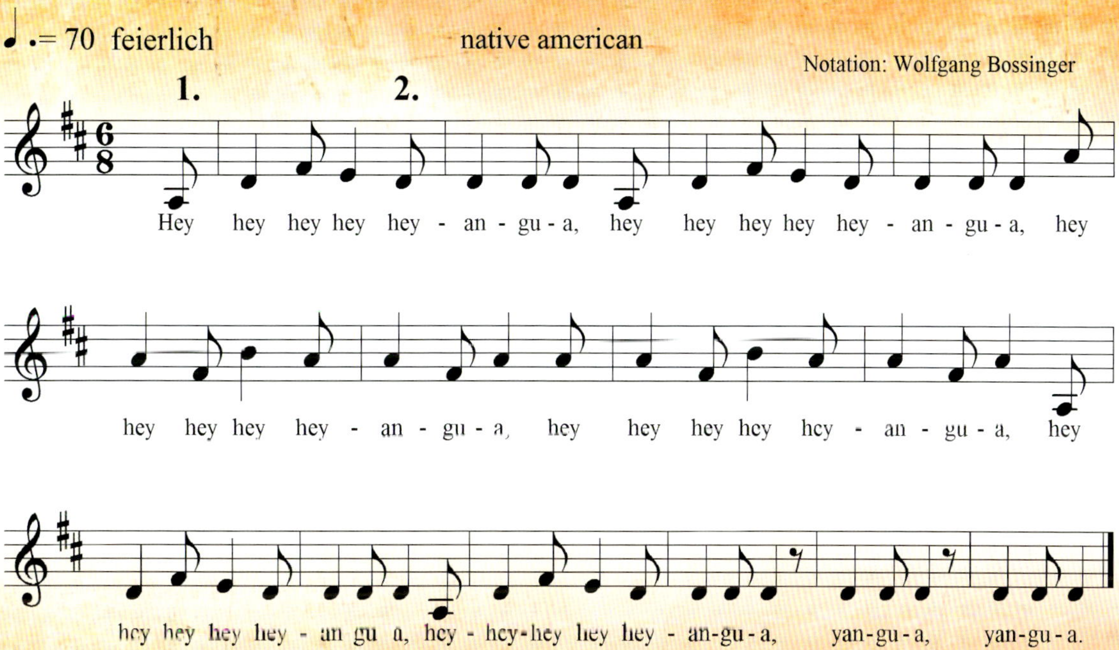

Dieses Lied hat mehrere Bedeutungen. Es wird oft zur Eröffnung von Zusammenkünften gesungen und ist bei vielen indianischen Stämmen verbreitet. Dabei werden die Ahnen eingeladen und angerufen, die als unser Ursprung gesehen werden, von denen wir kommen und die uns in unserem Leben unterstützen können. Ebenfalls können wir mit den Tanzbewegungen die Elemente Luft, Erde, Feuer und Wasser einladen.

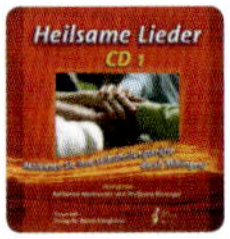
Heilsame Lieder
CD 1

Geschenk No. 8: Fest verwurzelt in der Erde

Wolfgang Bossinger

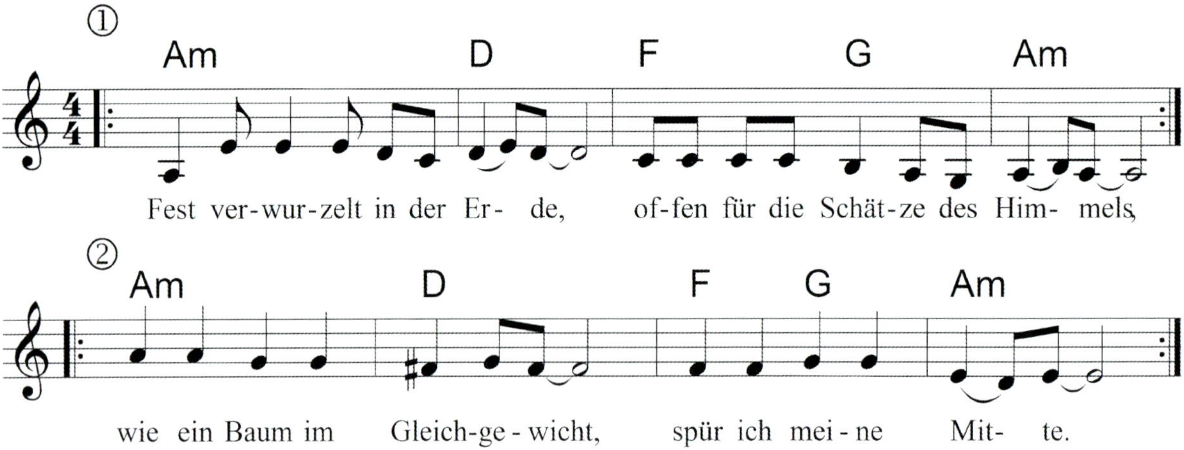
①
Am D F G Am
Fest ver-wur-zelt in der Er- de, of-fen für die Schät-ze des Him- mels,
②
Am D F G Am
wie ein Baum im Gleich-ge - wicht, spür ich mei - ne Mit- te.

Tanzbeschreibung:

Aufstellung im Kreis ohne Fassung (Blickrichtung in Tanzrichtung)

1. *»Fest verwurzelt in der Erde«* – Handflächen zur Erde gewandt vier Schritte in Tanzrichtung gehen; *»offen für die Schätze des Himmels«* – Arme und Gesicht nach oben zum Himmel erheben und dabei 4 Schritte in Tanzrichtung gehen

(Variation: dabei Drehung um die eigene Achse im Uhrzeigersinn)

– Ablauf (1.) wiederholen;

2. »*Wie ein Baum im Gleichgewicht*« – im Kreis fassen und zweimal rechts-links wiegen;
»*Spür ich meine Mitte*« – beide Handflächen übereinander auf das Hara-Zentrum unterhalb des Bauchnabels legen – Ablauf (2.) wiederholen.
Besonders schön mit Innen- und Außenkreis als Kanon zu tanzen.

Bewegungsmeditation:

1. »*Fest verwurzelt in der Erde*« – im Stehen Handflächen zur Erde wenden;
»*offen für die Schätze des Himmels*« – Arme und Gesicht nach oben zum Himmel erheben – Ablauf (1.) wiederholen;
2. »Wie ein Baum im Gleichgewicht« – Hände wie Äste und Zweige im Wind wiegen – Verwurzelung dabei spüren;
»Spür ich meine Mitte« – beide Handflächen übereinander auf das Hara-Zentrum unterhalb des Bauchnabels legen – Ablauf (2.) wiederholen.

Welch ein Geschenk, dieses Lied:

»Ein Lied, dass sich leicht mitsingen lässt. Dabei die Hände in der Luft und mit dem Oberkörper und den Hüften mitschwingend kann man sich vorstellen, ein Baum zu sein. Wie seine starken Wurzeln tief im Erdreich wurzeln und seine mächtigen Zweige in den Himmel reichen, Sonne und Kohlendioxid einatmen und reinsten Lebensäther, unseren Sauerstoff, produzieren. Ist das nicht ein starkes Bild: Aus etwas, was ganz übel für uns ist, produziert der Baum Lebenselexier.
Wir können das auch. Verändern wir unseren Blick auf Dinge, von denen wir meinen, dass sie uns schwächen oder krank machen, ist es oftmals möglich, Kraft aus ihnen zu gewinnen.«

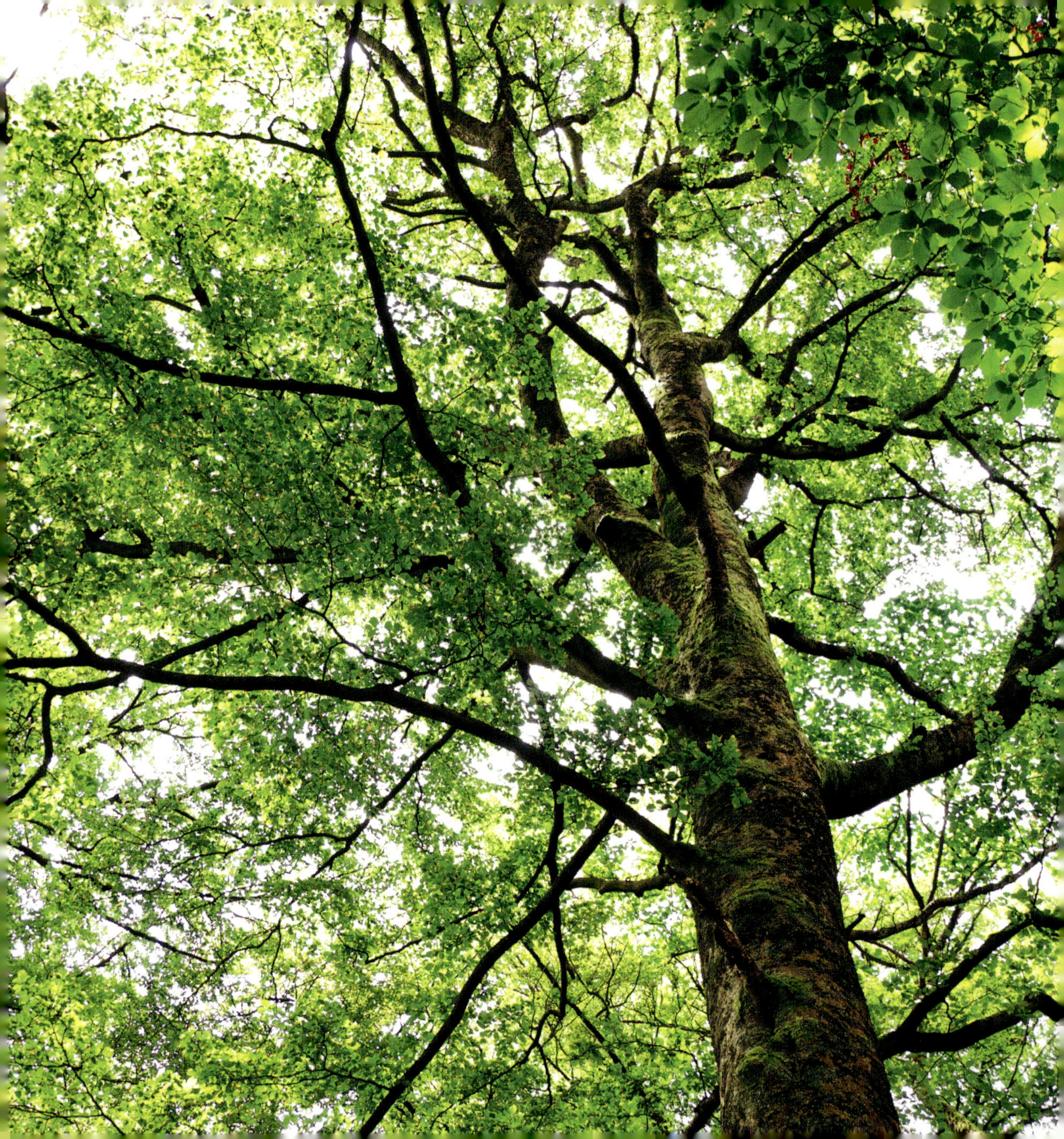

Singen als Schutzschild gegen Stress

Beim heilsamen Singen kommt es zu einem raschen Abbau der Stresshormone (Kortisol und Adrenalin). Dies ist besonders wichtig, um der Gefahr von chronischem Stress entgegenzuwirken, denn lang andauernder Stress schwächt unser Immunsystem und hat eine Vielzahl schädlicher Auswirkungen. Neben dem Abbau der Stresshormone verringern die glücklich stimmenden Botenstoffe und Opiate im Gehirn beim Singen auch gleichzeitig das Angst- und Schmerzerleben.

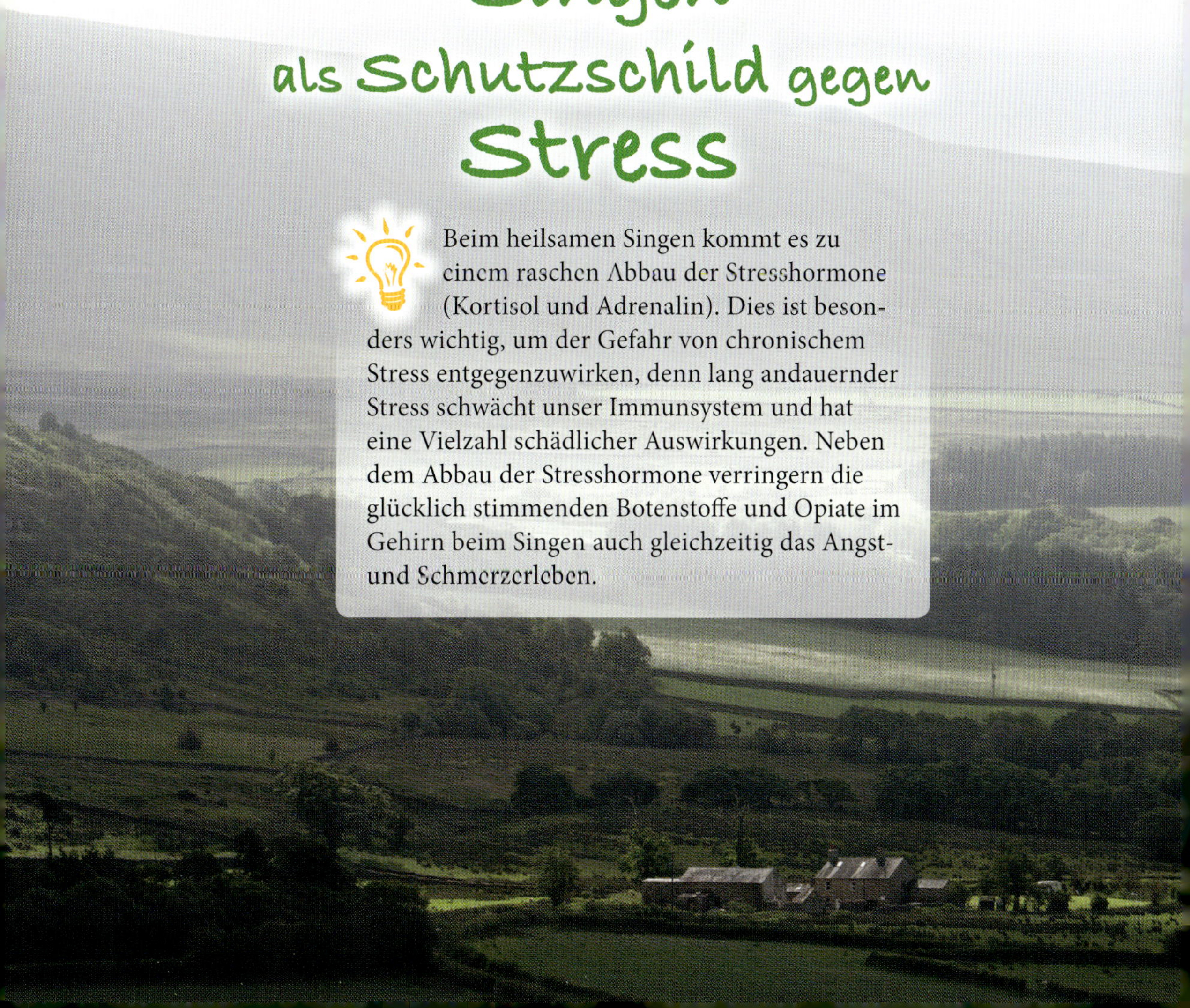

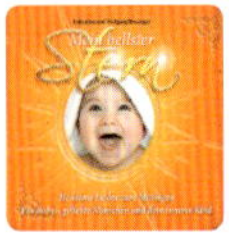

Geschenk No. 9: Heller Stern

Wolfgang Bossinger

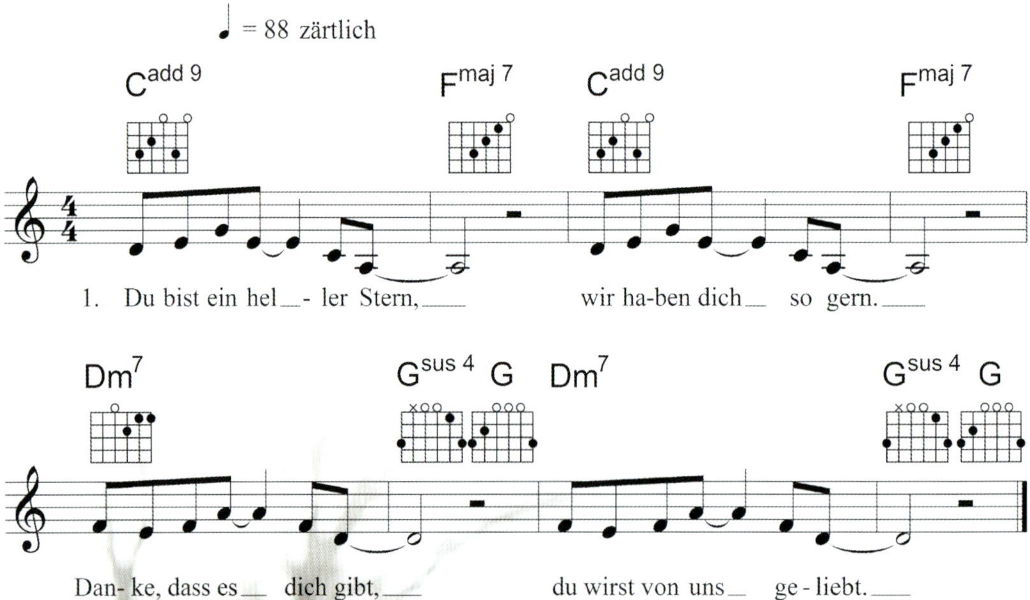

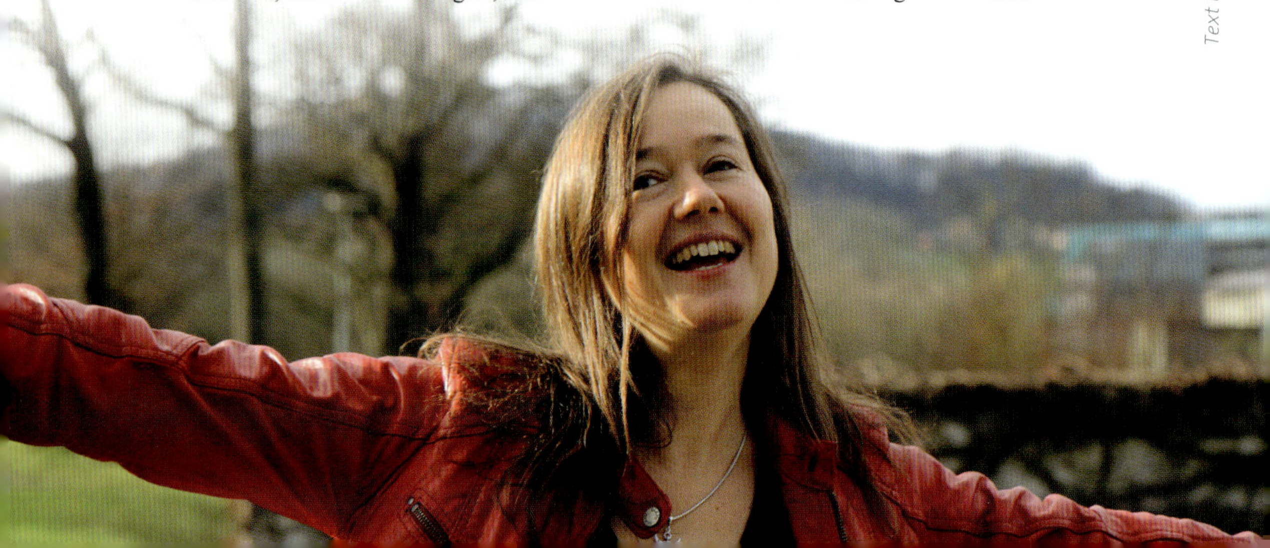

Zweite Strophe:

»Du bist ein heller Stern,
wir haben dich so gern.
Wir sagen ›Ja‹ zu Dir,
Freude und Glück sind hier.«

Mögliche Choreografien:

Begegnung: Die Teilnehmer können sich singend durch den Raum bewegen und bei der Begegnung (zu zweit oder zu dritt) füreinander singen.
Besingen: Dieses Lied eignet sich wunderbar zum Besingen. Dabei werden je nach Gruppengröße einige Stühle nach außen gewandt in die Mitte des Kreises gestellt. Abwechselnd können sich Teilnehmer auf die Stühle in der Mitte setzen und sich mehrere Liedstrophen hindurch besingen lassen. Die restlichen Teilnehmer gruppieren sich in einem nahen Kreis um die Stühle und singen für die Sitzenden. Dabei können sie sich langsam seitlich im Kreis weiterbewegen, sodass die Sitzenden abwechselnd von verschiedenen Teilnehmern besungen werden.

Warum ich diesen Song verschenke:

»Als wir diesen Song veröffentlicht haben, lag mein bester Freund im Sterben. Ich lauschte diesem Song in den Wochen, in denen ich ihm so nahe sein durfte und eine neue Form der Liebe kennenlernte. Sie ist nun unweigerlich mit diesem Song verknüpft. Geschaffen für ungeborene oder neugeborene Kinder zeigt sich: Auch für einen Sterbenden, auch für uns selbst gesungen, berührt dieses Lied tief in uns den Quell der Liebe.

Dieses herrliche Lied ist mir Erinnerung und Ermunterung, die hellen Sterne, die mein Leben erleuchten, mit meinem Dank zu beschenken. Und mit diesem Liederbuch ...«

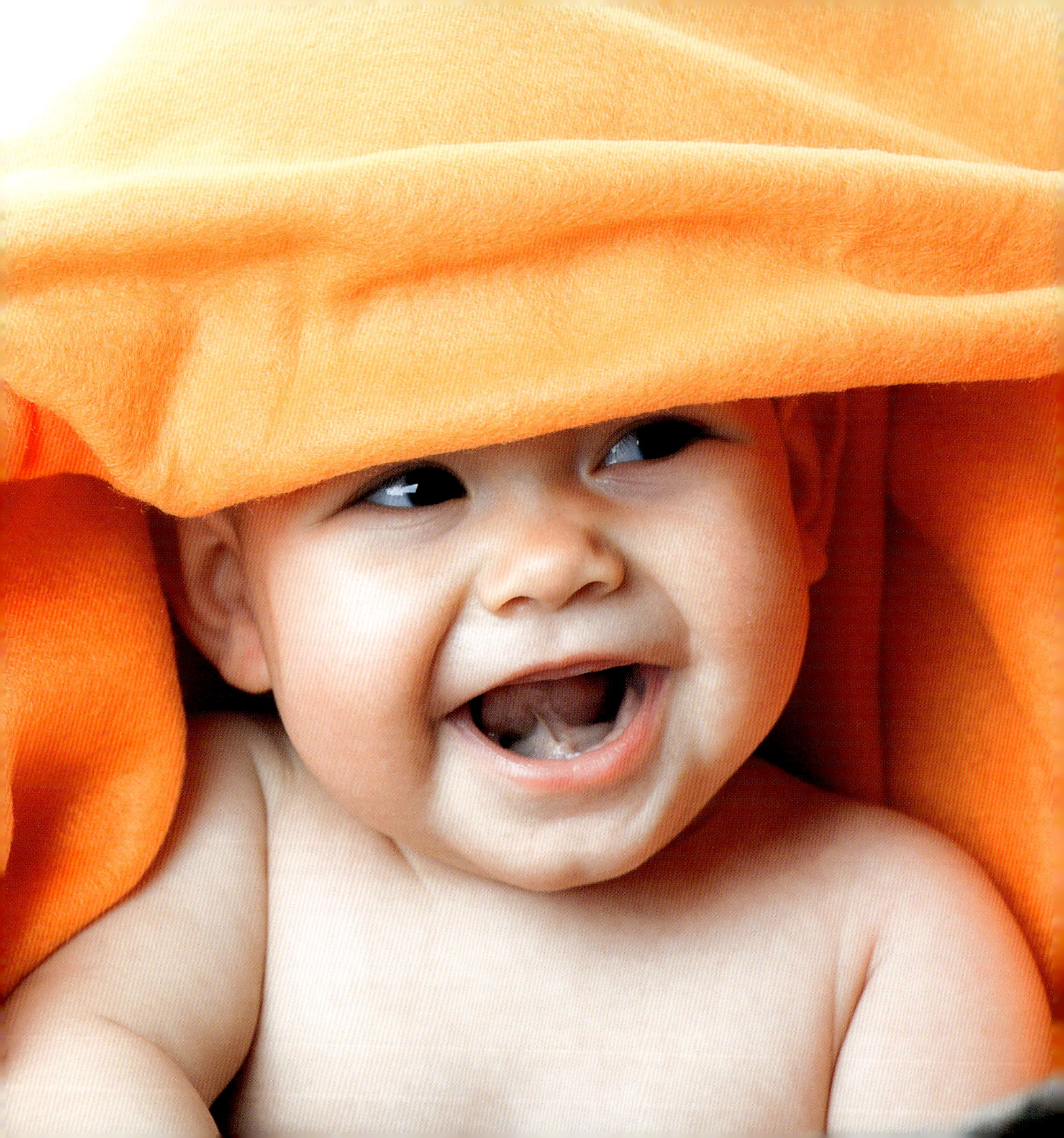

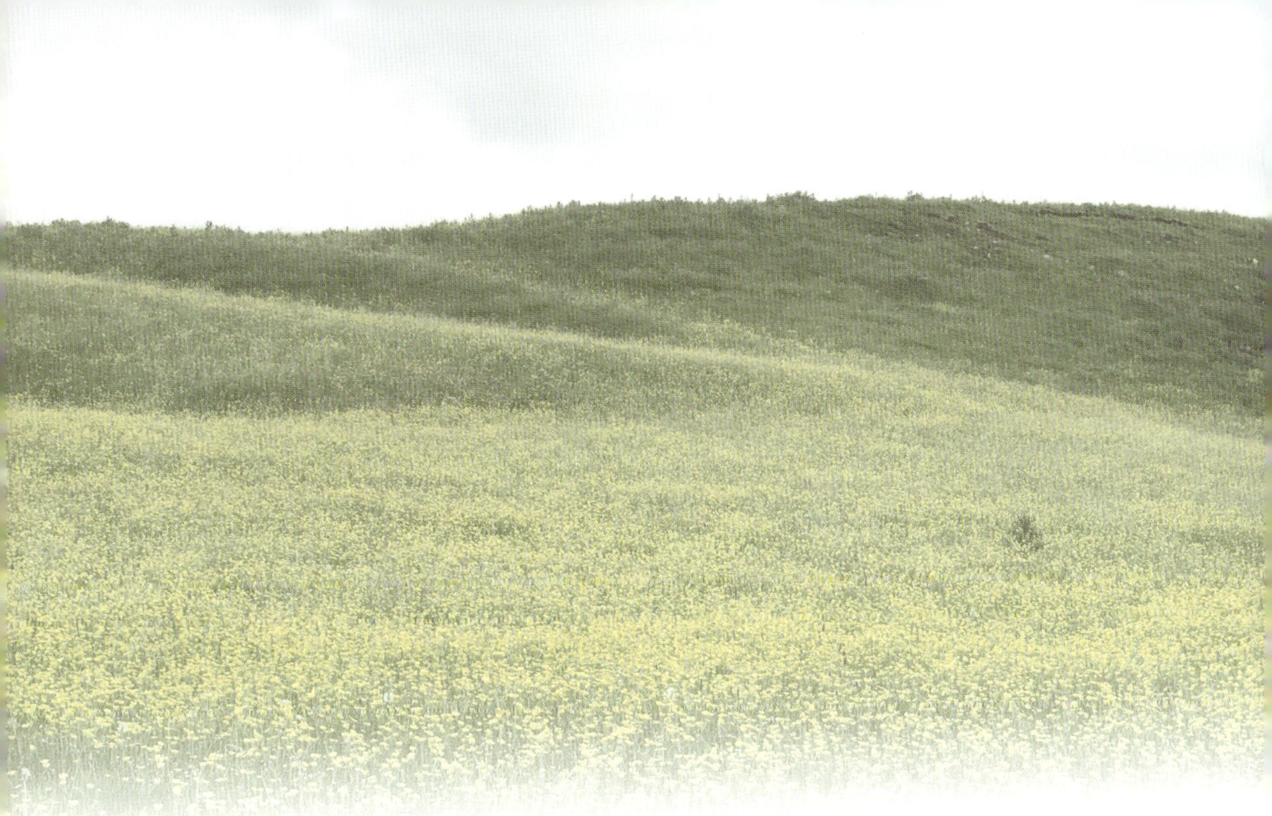

Das musikalische Kind in sich wecken

In der Musiktherapie gibt es das schöne Bild, dass in jedem Menschen ein »inner musical child« lebt. Ein musikalisches Kind, welches zum Leben erweckt werden möchte. Ein Kind, das singen, tanzen, musizieren und spielen will. Leistungsfreies Singen ermöglicht uns also, in Kontakt mit unserem inneren Kind zu kommen und diesem dabei zu helfen, sich mit seinen Gefühlen und all seiner Lebendigkeit und Kreativität auszudrücken.

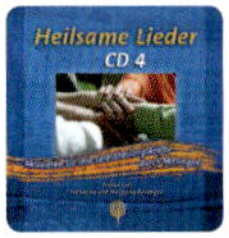

Geschenk No. 10: Singen ist Medizin

Wolfgang Bossinger

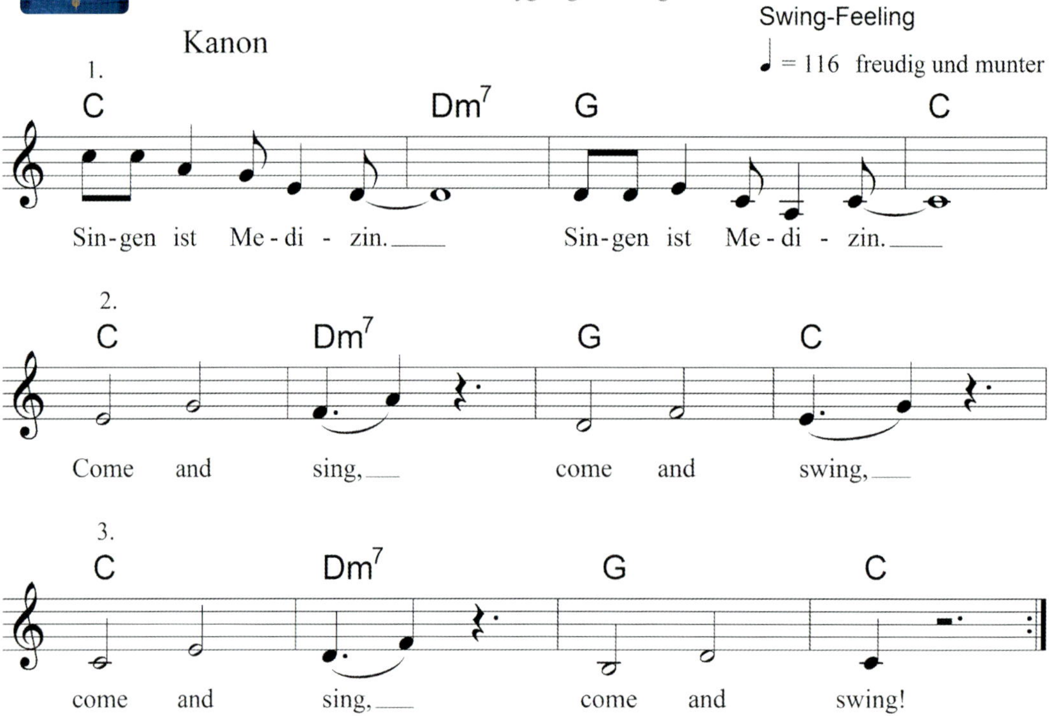

Text und Musik: © Wolfgang Bossinger 2010, www.healingsongs.de, auf der CD »Heilsame Lieder 4, Traumzeit-Verlag 2015.

Dieser Song ist ein wahrhaftes Medikament!

»Wie kann man anders, als diesen Song mitzusingen, ergänzend vielleicht auch zu pfeifen? »Singen ist Medizin« ist ein perfektes Beispiel dafür, wie zwei supereinfach mitzusingende Textzeilen sich der vermeintlich intelektuell kritischen Betrachtungsweise (»Ist das nicht ein bisschen albern/simpel?!«) entziehen und unweigerlich ein gutes Körper-Kopf-Gefühl erzeugen. Sing es mit. Lausche in dich hinein. Und du wirst spüren: Sie wirkt, diese Medizin!«

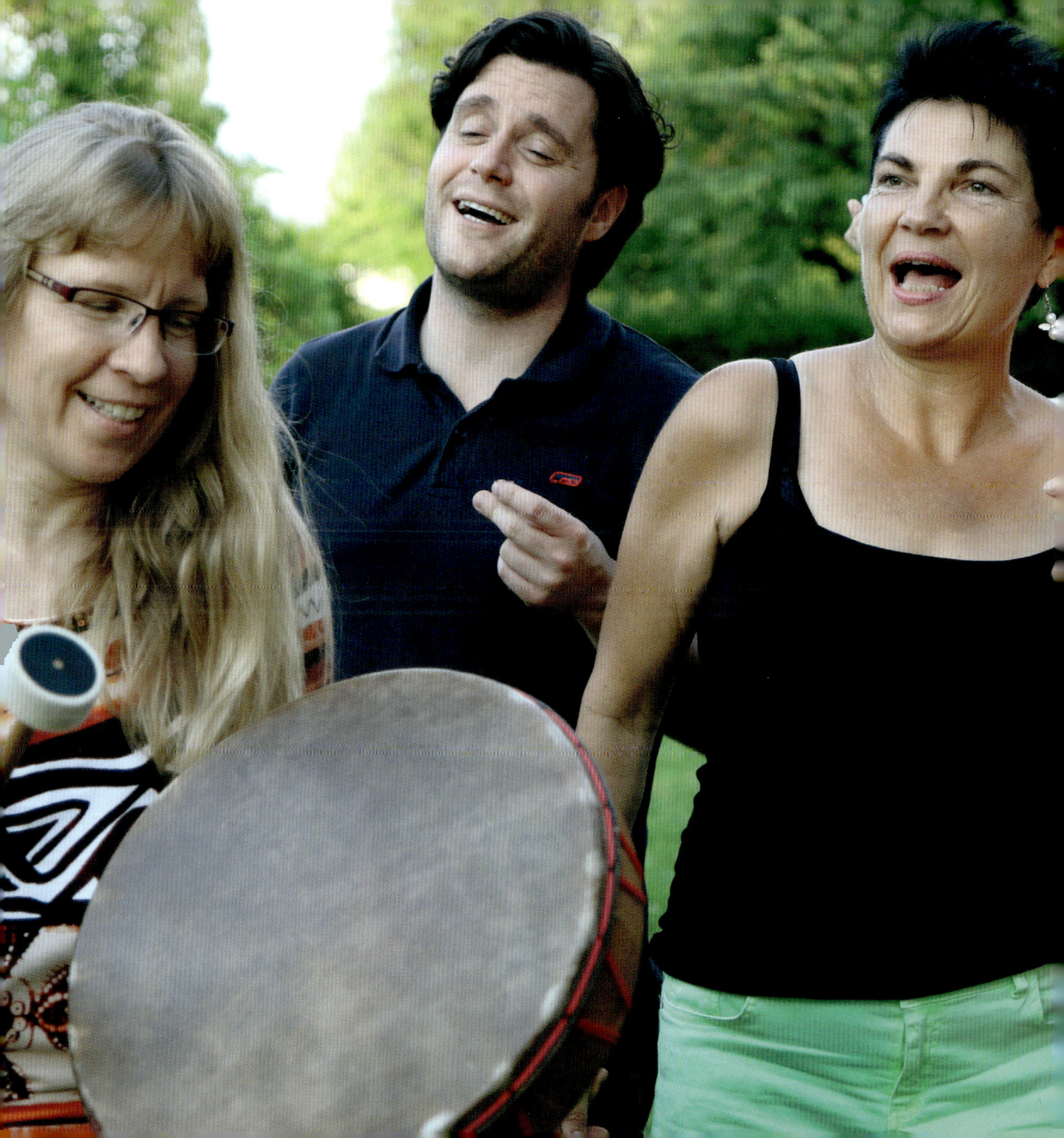

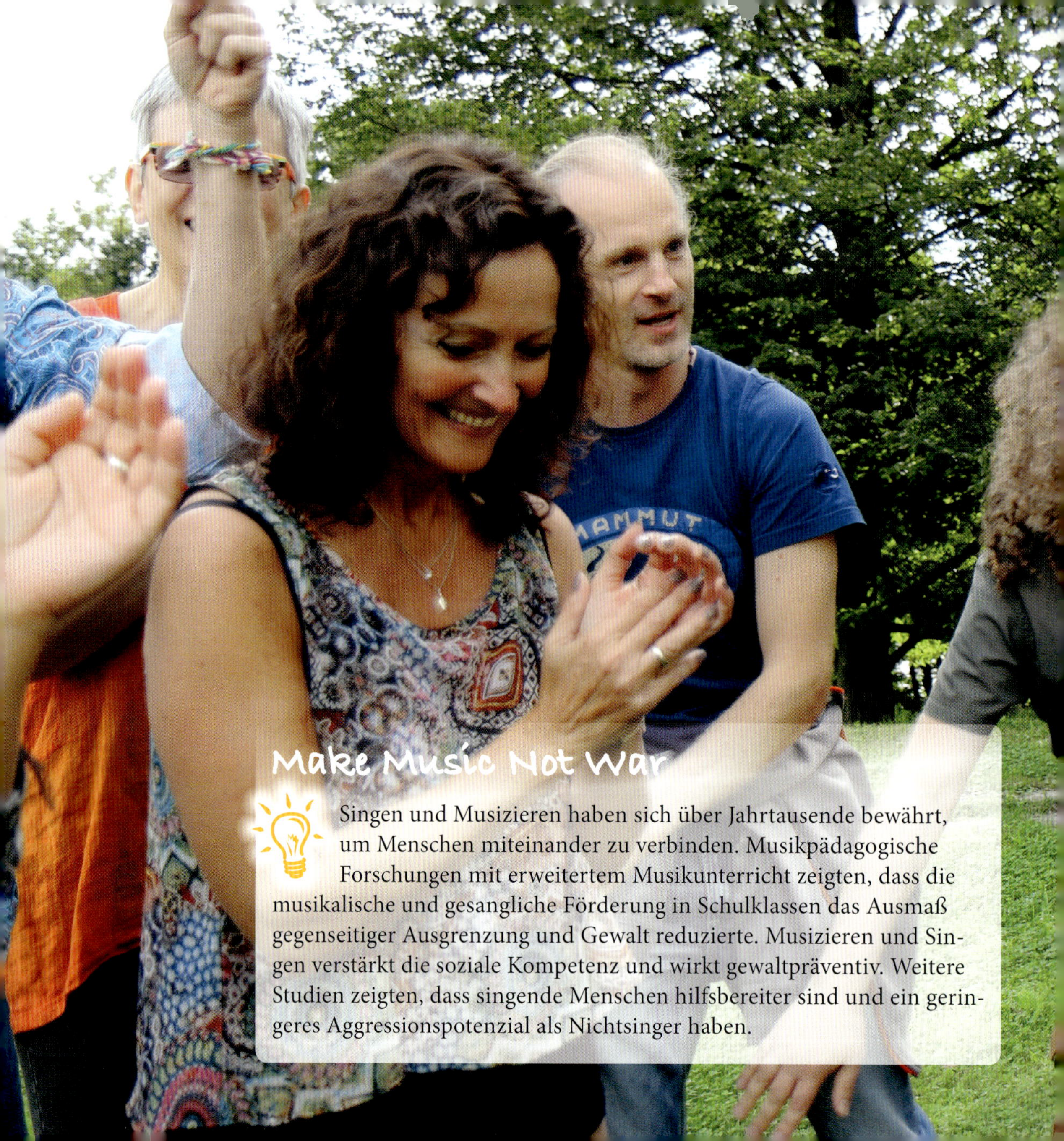

Make Music Not War

Singen und Musizieren haben sich über Jahrtausende bewährt, um Menschen miteinander zu verbinden. Musikpädagogische Forschungen mit erweitertem Musikunterricht zeigten, dass die musikalische und gesangliche Förderung in Schulklassen das Ausmaß gegenseitiger Ausgrenzung und Gewalt reduzierte. Musizieren und Singen verstärkt die soziale Kompetenz und wirkt gewaltpräventiv. Weitere Studien zeigten, dass singende Menschen hilfsbereiter sind und ein geringeres Aggressionspotenzial als Nichtsinger haben.

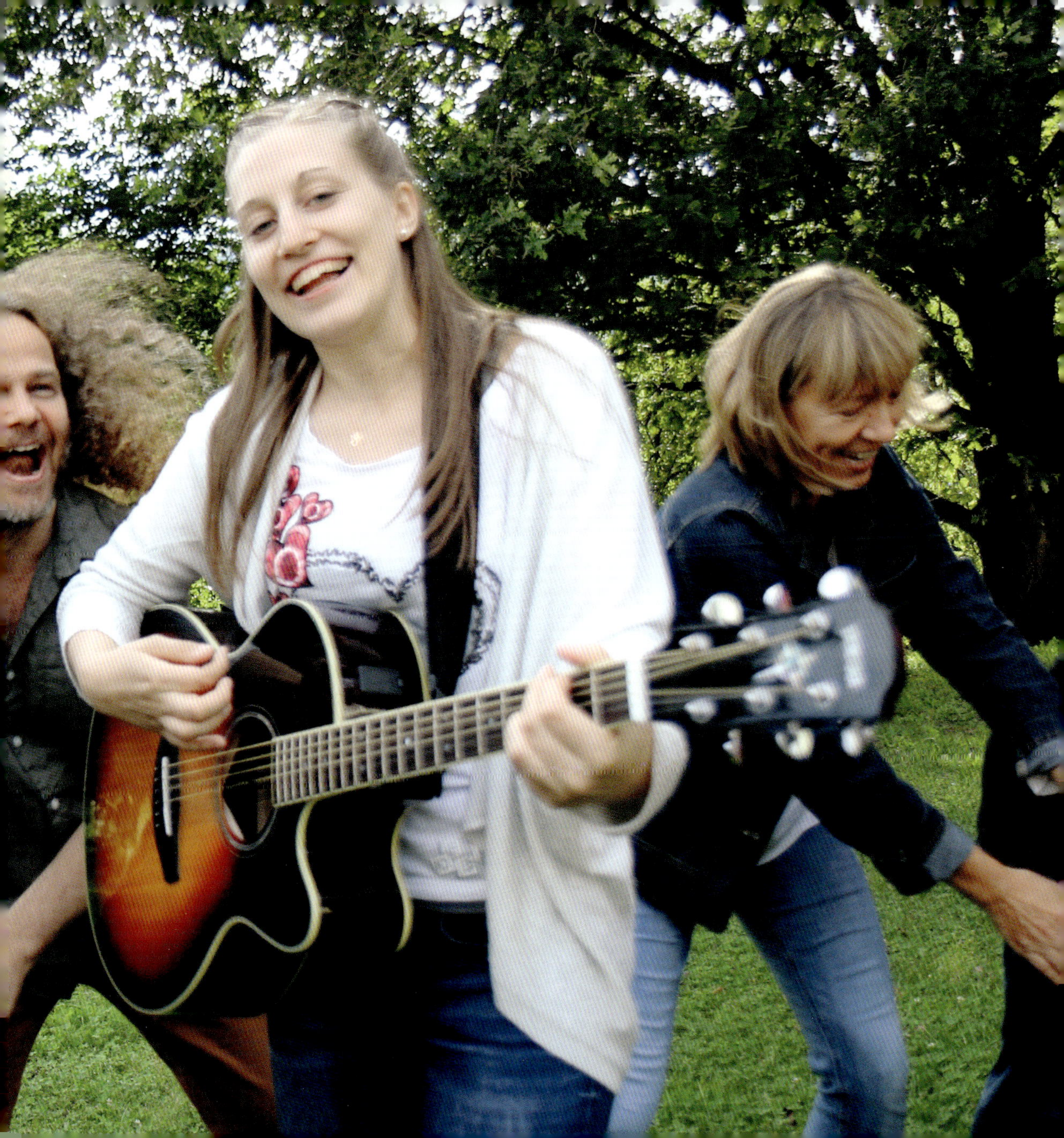

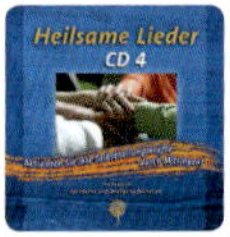

Geschenk No. 11: Stamp your feet

Katharina Bossinger

Swing-Feeling

♩ = 92 - 144 langsam beginnen und Tempo steigern, beim letzten Mal langsam

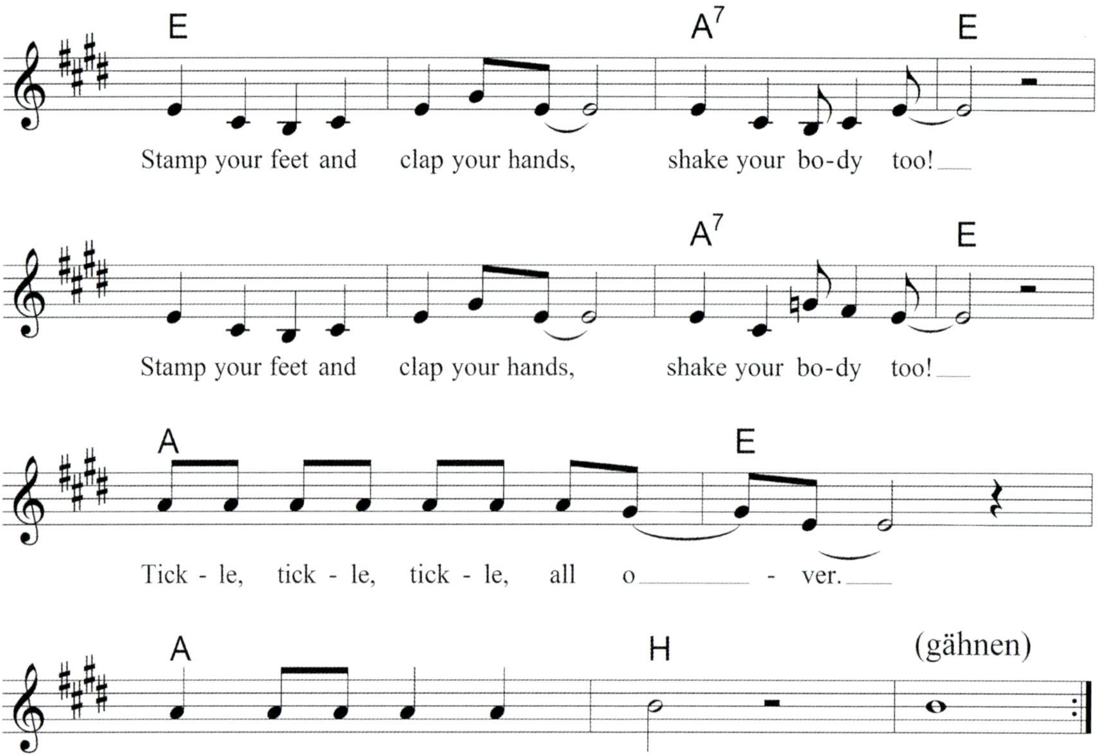

Katharina zu ihrem Lied:
»Dieses Lied kann dabei helfen, Körper und Seele lustvoll und spielerisch in der Gruppe singend zu lockern.«

Bewegungsidee:

»Stamp your feet and« – rechts und links stampfen;
»clap your hands« – stampfen und dazu 2x klatschen;
»shake your body too!« – den Körper durchschütteln;
»Tickle, tickle, tickle, all over« – sich selbst oder den Nachbarn kitzeln;
»stretch and a long, long yawn«– sich lang strecken (dabei rechten Arm nach oben, linken nach unten strecken);
»Ah …« – laut und lang gähnen und dabei Oberkörper nach unten senken.

Warum dieses Lied ein Geschenk ist

»Mit seiner jazzig-groovigen Melodik ein tolles Lied zum Mitschwingen, Mitklatschen und -schnippen. Es lädt, auch mit seinem Text, zum Bewegen ein. Das »Gähnen« mache ruhig mal mit, am besten LAUT! Trau dich, du wirst dich wundern, wie gut das tun kann, wenn du abgespannt bist.
Bist du nicht abgespannt, macht es einfach gute Laune.
Ein Song, der nicht das Herz zum Schmelzen, sondern ins Stampfen bringt. Uuuaahhhh!!!

Mit den Füßen aufstampfen ist übrigens viel heilsamer als Ärger oder Stress in sich hineinzufressen. Also singe, tanze, stampfe, fühle deine Kraft …«

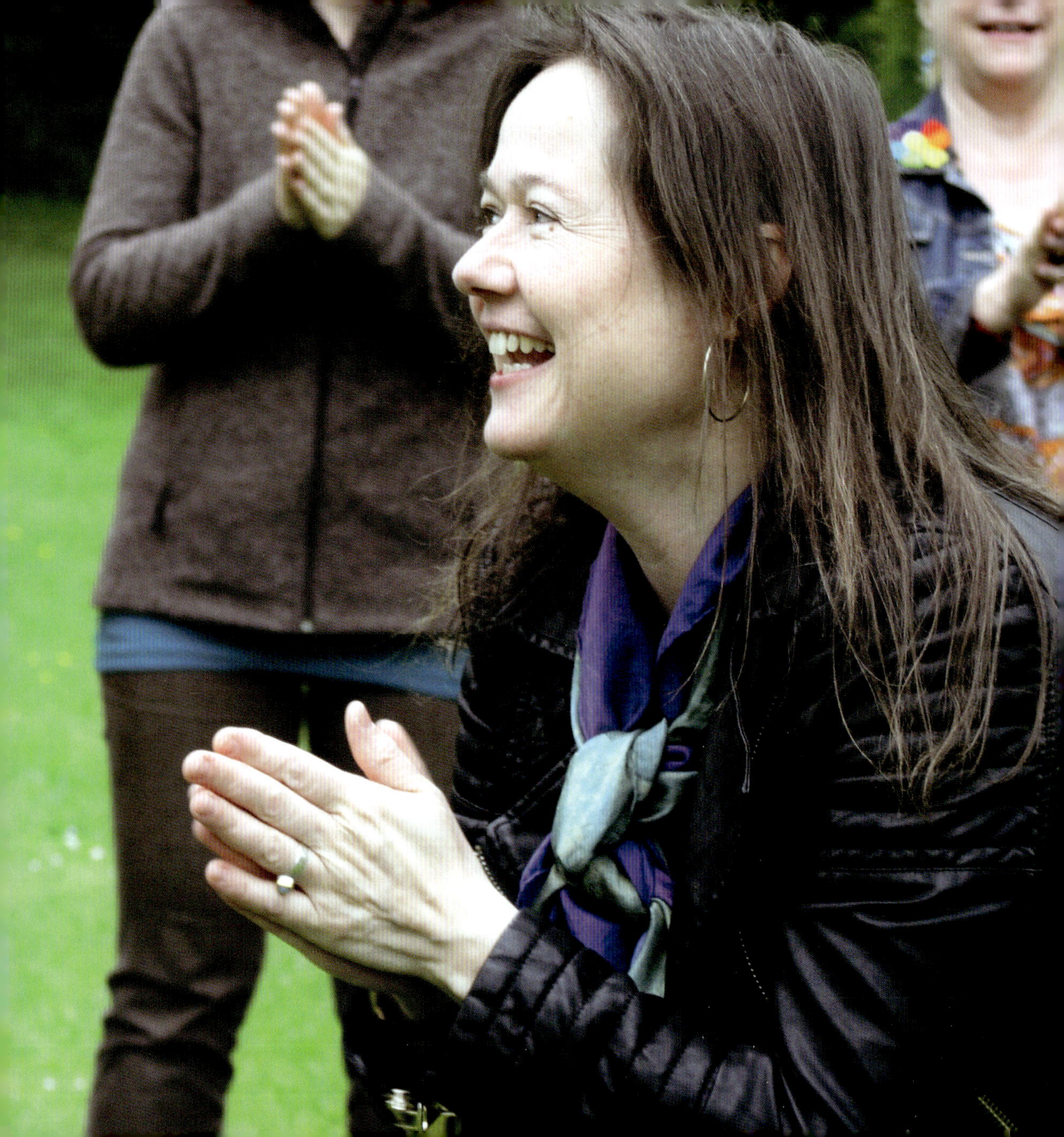

Mit Gesang gegen Schmerz und Angst

»Heile heile Segen, drei Tage Regen, drei Tage Schnee und schon tut's nicht mehr weh!«

Viele von uns können dieses Trostlied, das Eltern für ihre Kinder singen, wenn sie sich wehgetan haben, und erstaunlicherweise wirkt dieses Lied auch bei vielen Kindern. Schmerz ist nicht nur ein körperliches Geschehen, sondern auch seelische Faktoren spielen dabei eine große Rolle. Singen kann manchmal selbst Menschen mit schweren und chronischen Schmerzzuständen helfen, wie uns etwa die Patienten an einer singenden Schmerzklinik berichteten. Neben den schmerzdämpfenden körpereigenen Opiaten, die beim Singen ausgeschüttet werden, wird im Gehirn auch gleichzeitig das Angst- und Schmerzerleben gedämpft.

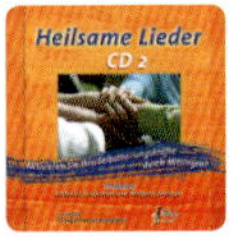

Geschenk No. 12: Ich sing mein Lied aus mir heraus

Wolfgang Bossinger

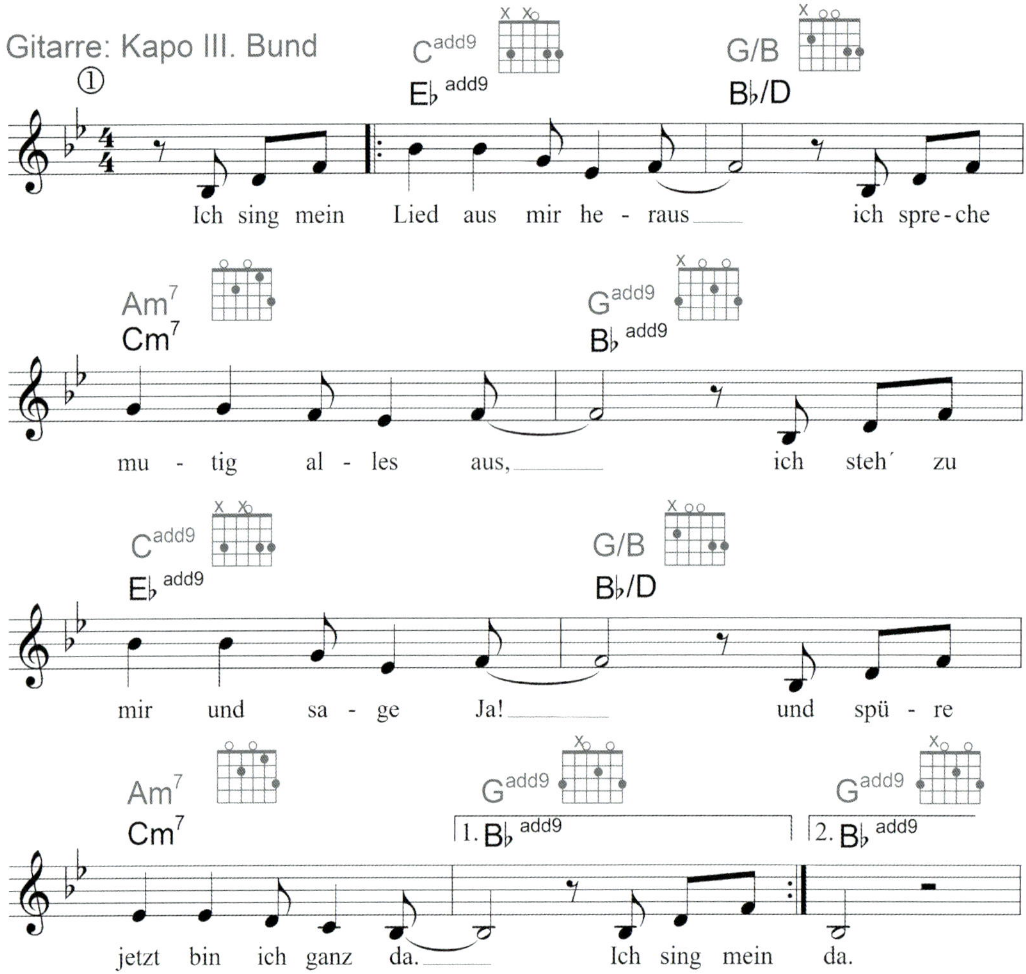

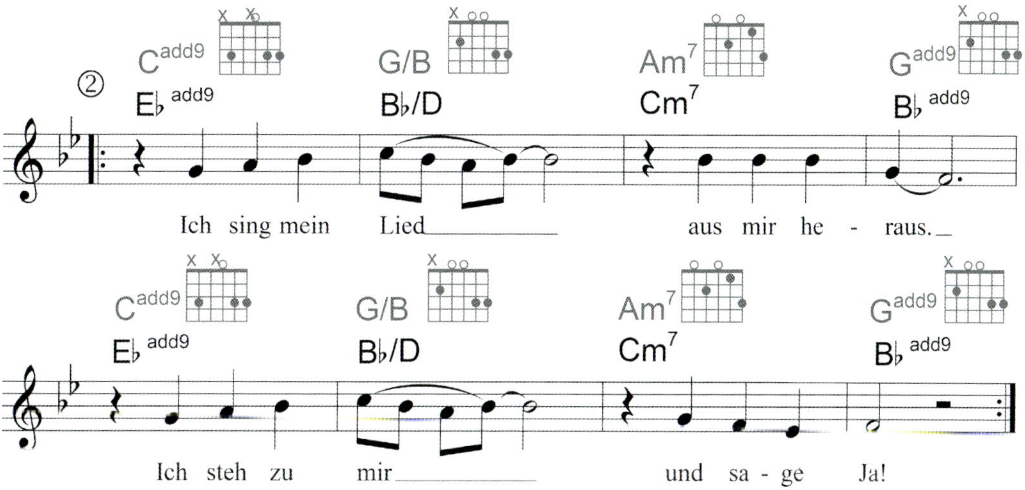

Tanzbeschreibung:

Partnertanz mit Progression, Aufstellung im Kreis – Paare stehen sich auf Kreislinie gegenüber und schauen sich an. Für Fortgeschrittene: Tanz mit zwei Kreisen (Außenkreis und Innenkreis) als Kanon tanzen.

Teil 1

»Ich sing mein Lied aus mir heraus« – Beide Hände liegen übereinander unterhalb des Bauchnabels (Hara) und öffnen sich langsam in Bogenbewegung nach vorn und dann nach rechts bzw. links außen bis ungefähr auf Schulterhöhe. Die Handflächen zeigen nach oben;

»Ich spreche mutig alles« – Arme leicht anwinkeln und mit nach vorn zeigenden Handflächen (wie »Stop-Bewegung«) beide

Arme auf Schulterhöhe bleibend vor der Brust zueinanderführen (bis zu einer Handlänge Abstand);

»aus« – Arme leicht nach vorne führen (Abhaya-Mudra – Mudra des Mutes, der Furchtlosigkeit) am Schluss führen Partner Hände vor, sodass sich Handflächen berühren;

»Ich steh'zu mir« – Linke und rechte Hand tippt kurz auf Thymusbereich;

»und sage ja« – Beide Arme nach oben ausstrecken (V-Haltung);

»Und spüre jetzt bin ich ganz da« – Beide Hände wieder auf Bauchnabel übereinanderlegen. Teil 1 wiederholen bis

»und sage ja – Hände nach vorn führen und dann Hände des Partners halten;

»und spüre jetzt bin ich ganz da« – Halbe Drehung mit Partner im Uhrzeigersinn – dann Fassung im Kreis.

Teil 2

In Tanzrichtung (V-Fassung) gehen, 2 Schritte pro Takt – (Variante bei Wiederholung in Gegentanzrichtung).

Dieses Lied ist ein Geschenk, weil ...

» ... es Erinnerungen an Disneyfilme aus frühen Kindheitstagen in mir ins Schwingen bringt. Da singt der noch schüchterne Held, während er sich mutig der Welt stellt, und findet Resonanz in einer verwandten Seele. Sie umtanzen sich sehnsüchtig und entdecken ihren Mut, ihre Lebenskraft und dann noch ihre Liebe zueinander.

Für mich steht dieses Lied auch für den Mut, zu sich selbst zu stehen, sich zu bekennen: Hier singe ich, ich kann nicht anders.

Wenn wir beginnen, uns selbst wirklich anzunehmen, beginnt das Leben sich vor uns zu verneigen. Es beginnt, uns zu unterstützen ...«

Mit der Stimme die eigene Selbstwirksamkeit entdecken

Wenn wir singen oder tönen, erleben wir unsere eigene Kreativität und Lebendigkeit. Singen wirkt auf Körper, Seele und Geist, und es ist erfüllend, sich in diesem kreativen Selbstausdruck zu erleben. Wir werden singend ein Stück weit zum »Schöpfer unserer eigenen Wirklichkeit«, zum »Regisseur unseres Lebens«. Diese Erfahrung von Selbstwirksamkeit ist wichtig, weil sie uns hilft, an uns selbst glauben zu können, und sie schafft ein wichtiges Gegengewicht zu Erfahrungen, in denen wir manchmal hilflos oder ohnmächtig sind.

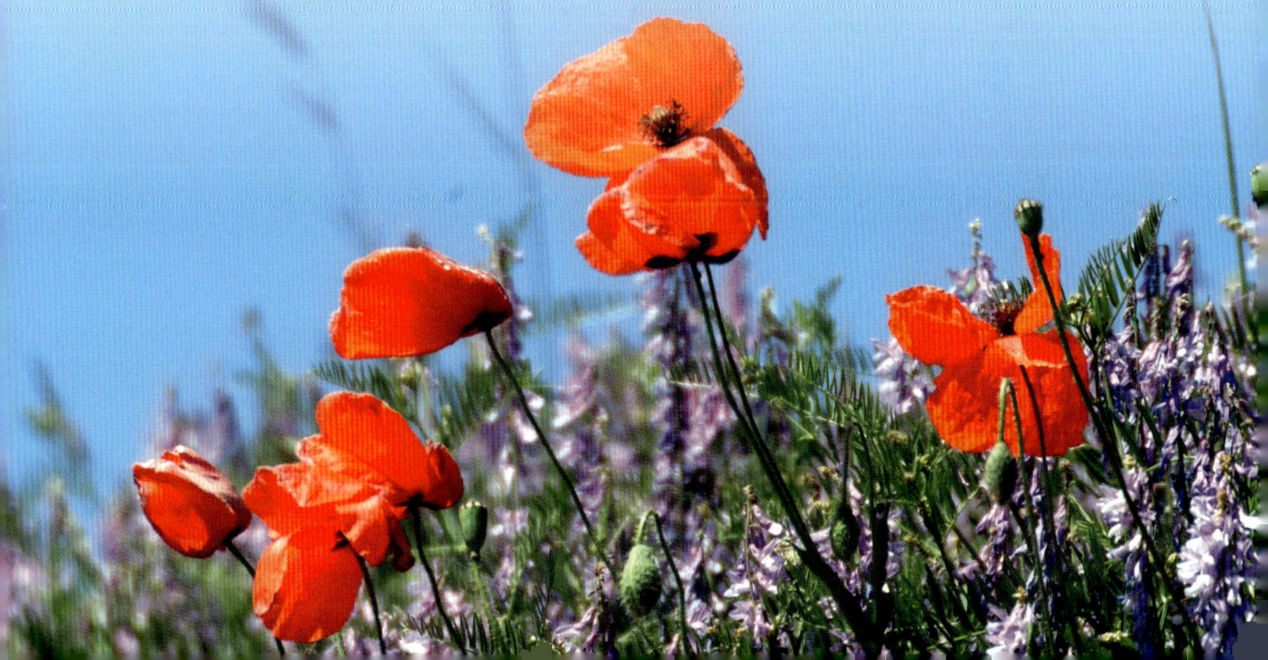

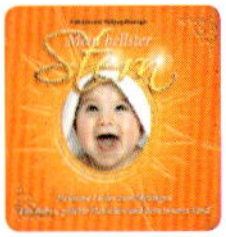

Geschenk No. 13: Danke Danke

Wolfgang Bossinger

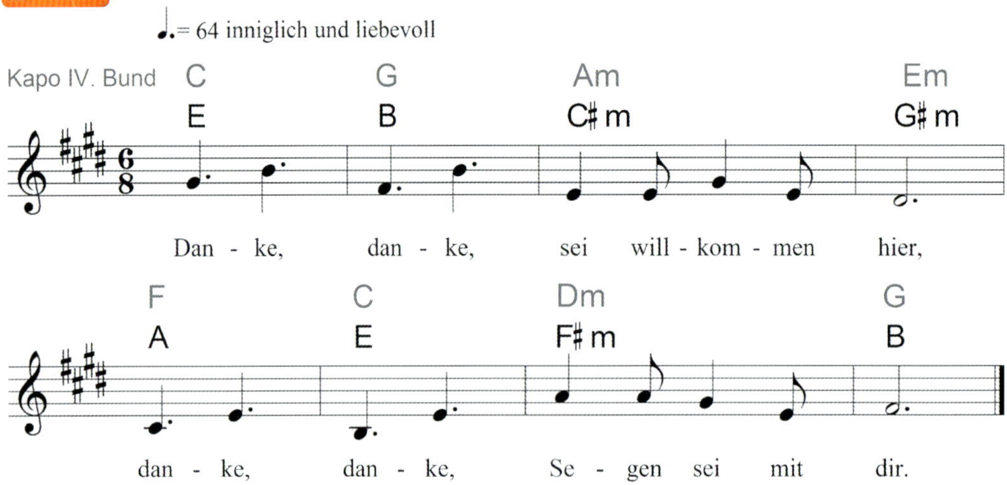

Mögliche Begleitstimmen:

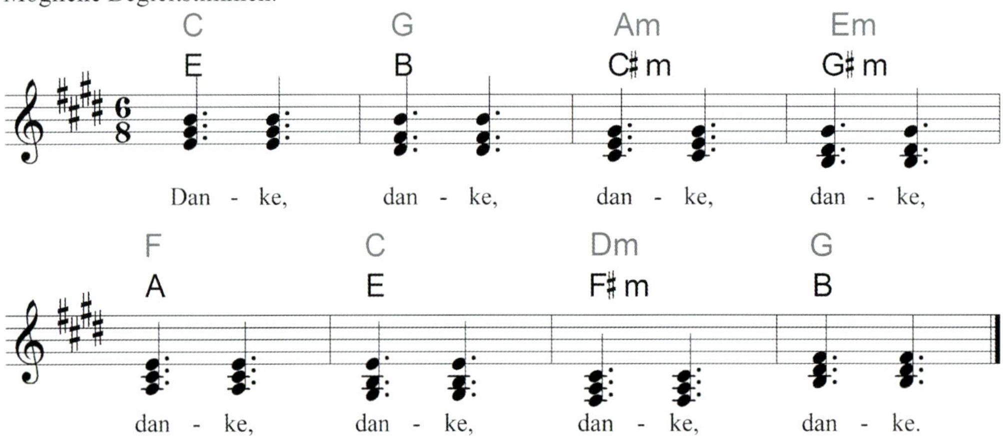

Text und Musik: © Wolfgang Bossinger 2013, www.healingsongs.de, auf der CD »Mein hellster Stern«, Traumzeit-Verlag 2014.

Strophen:

»Danke, danke, dass du hier bei uns bist,
danke, danke, dass du uns alle liebst.

Danke, danke, du bist nicht allein,
danke, danke, wir wollen mit dir sein.

Danke, danke, sei willkommen hier,
danke, danke, Segen sei mit dir.«

Wolfgang zu seinem Lied:

»Neben dem Dank dafür, dass ein Kind in die Welt gekommen ist, bietet dieses Lied auch für Erwachsene die wunderbare Möglichkeit, sich singend bei Menschen für ihr ›Dasein‹ zu bedanken. Und dies völlig unabhängig von erbrachten Leistungen oder besonderen Fähigkeiten. Es geht darum, die Einmaligkeit und Schönheit der ›Präsenz‹ jedes einzelnen Menschen zu würdigen.«

Möglicher Ablauf:

Dieses Lied eignet sich wunderbar, um sich gegenseitig wertschatzend singend zu begegnen. Hierfür ist die in der Notation links angegebene Strophe am besten geeignet. Dazu einfach durch den Raum gehen und singend bei anderen verweilen und dann weitergehen.

Besingen:

Besonders bewegend ist es, wenn sich mehrere Menschen in die Mitte einer singenden Gruppe begeben und der Außenkreis sie »besingt«, sich bei ihnen für ihr »Da-Sein« bedankt und segensvolle Schwingungen schickt. Die Teilnehmer in der Mitte können nach einiger Zeit wieder in den Außenkreis wechseln und so Platz für weitere Menschen machen, die sich in die Mitte begeben und besingen lassen wollen. Auch hier ist die »Willkommen-Strophe« geeignet.

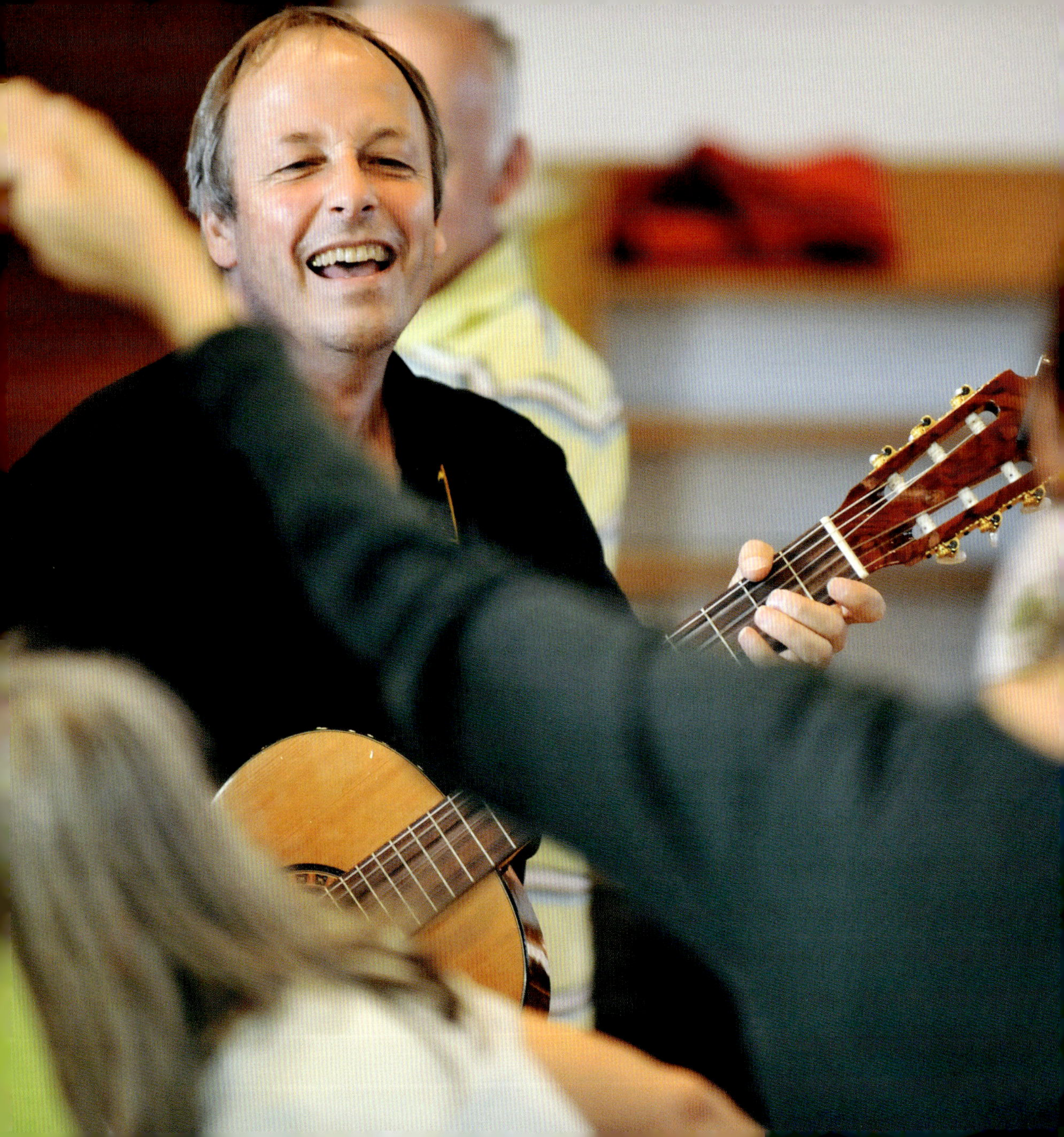

Peaceful Mind

Durch heilsames Singen können wir relativ wirksam und einfach unseren ständigen Gedankenstrom beruhigen.
Wir können Eintreten in einen Zustand des »Flow-Erlebens«, also einer Erfahrung des völligen Aufgehens im gegenwärtigen Moment. Dabei kommen wir innerlich in eine Art Achtsamkeit und Gegenwärtigkeit und erleben die »Kostbarkeit des Augenblickes« mit neuer Frische. Besonders beglückend ist es, wenn beim gemeinsamen Singen mehrere SängerInnen oder eine ganze Gruppe gemeinsam in diesen regenerierenden Flow-Zustand eintauchen kann.

Warum dieses Lied:

»Dankbarkeit.
Die heilsamste Kraft, gleich nach der Liebe, deren Schwester sie ist.
Danke sagen, heißt Achtsamkeit, Respekt und Demut offenbaren.
Menschen, die ganzheitlich »erfolgreich« sind, also nicht nur in Karriere- sondern auch in Lebensfragen, haben ein ausgeprägtes Verhalten der Dankbarkeit. Ihr Dank gilt auch Zeiten im Leben, wo es ihnen ganz schön zugesetzt hat.
Liebende Eltern, liebende Paare sie haben alle ein Merkmal:
Sie sagen regelmäßig »Danke, dass es dich gibt«.

Mit einem Danke ehren wir unsere Mitmenschen und ihr Da-Sein.

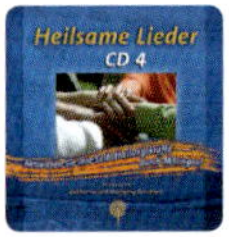

Geschenk No. 14: Oh, lass es dir gut gehn

Katharina Bossinger

heiter bis ausgelassen

♩. = 54-66 langsam Tempo steigern

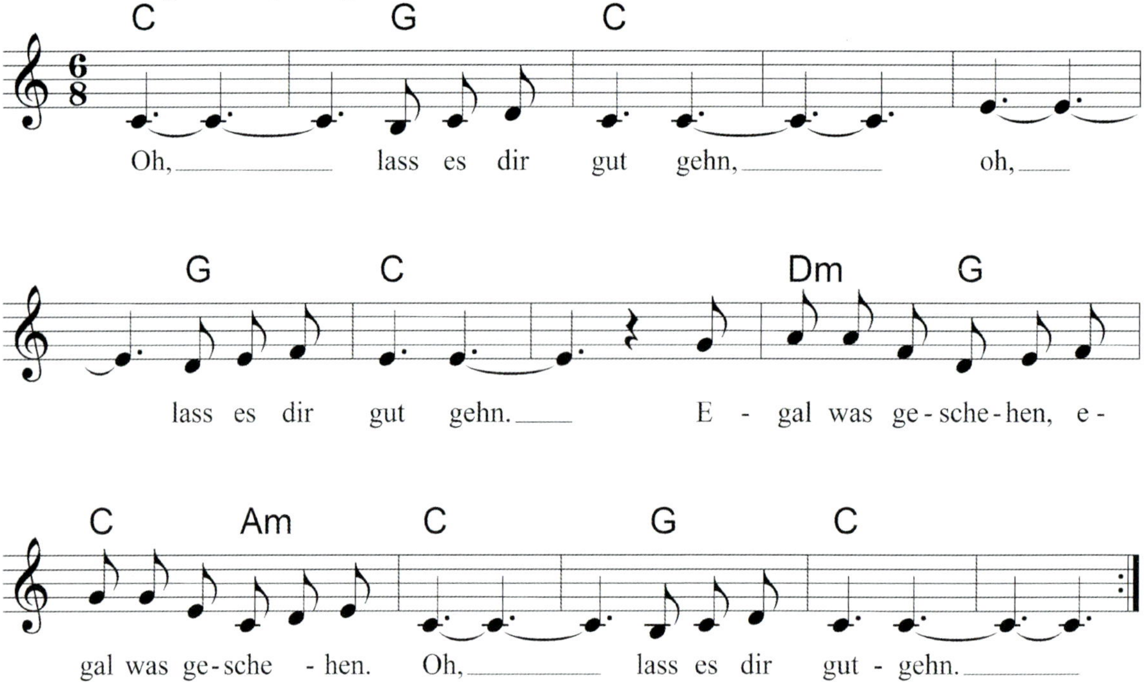

Text und Musik: © Katharina Bossinger 2009, www.sing-again.de und www.healingsongs.de, auf der CD »Heilsame Lieder 4«, Traumzeit-Verlag 2015.

Warum dieses Lied sich zum Schenken eignet

»Dieser Song. Luftig. Freundlich. Lebensbejahend und gesellig. Ich kann nicht anders, muss mitschunkeln.

Immer mehr Prozesse in unserer Welt werden so umorganisiert, dass aus eigentlich tollen Jobs Quellen für Burnout, Vereinsamung, Konkurrenzdenken, Mobbing und schwere Krankheit werden. Wir lassen uns von unserer eigenen inneren Kraftquelle ablenken, dienen dem längst zum Gott erklärten Götzen Produktivität.
Zwingt uns jemand? Müssen wir heute bestellen und es morgen haben? Sind wirklich die anderen die Ursache für den Stress da draußen? Oder sind wir Teil des Konsumismus?

Sinn, Erfüllung, Kreativität und Liebe sind doch im Grunde so einfach zu erfahren. Kein Espresso, keine Schokolade, kein iPad, kein Auto, keine neuen Klamotten führen dazu, dass es uns wirklich gut geht. Zum »gut gehen« braucht es Werte und Kreativität. Weite und Stille. Selbst-Sein und Gemeinsam-Sein.

Es ist nicht das System, was uns bedrängt. Wir sind es.
Wir müssen uns die Frage stellen, was wir wirklich wollen.
Nehmen wir uns unser Leben mit bedürftigem Blick auf unsere Smartphones? Oder erinnern wir uns, wie das wirklich geht: es uns gut gehn lassen?

Schalt es ab. Es quengelt eine Weile. Du findest 1000 Gründe, warum du unbedingt mal nachschauen musst. Es gibt einen, es nicht zu tun. Ablenkung führt nicht zu dir.

Du entscheidest: Lass es dir – mal wirklich – gut gehen …«

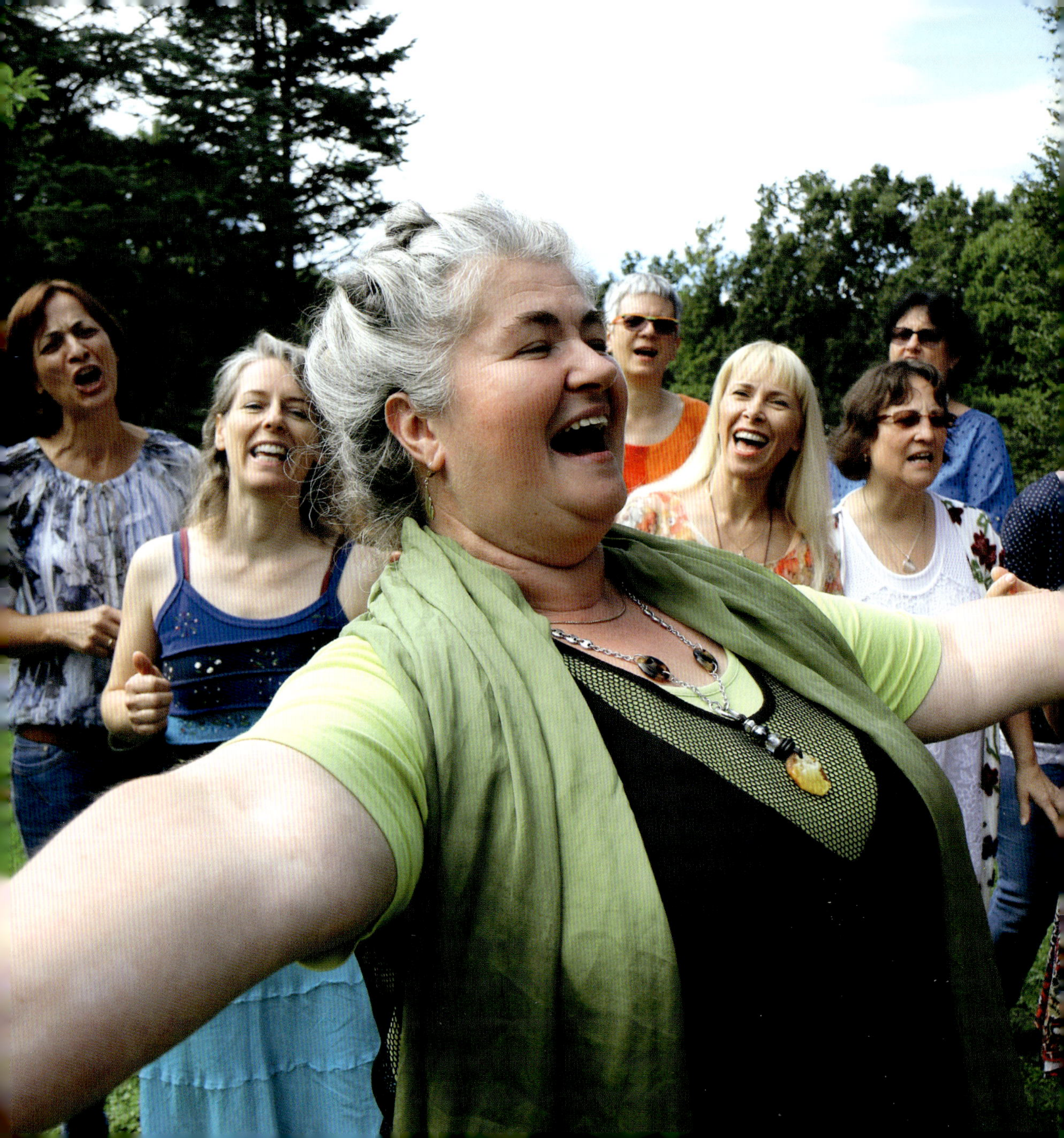

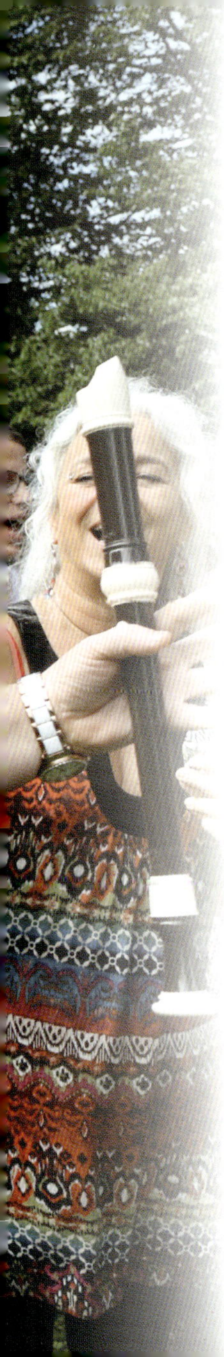

Gesang als Tor zur Spiritualität

Alle spirituellen Traditionen der Menschheit nutzen Gesang als machtvolles Vehikel, um dem Göttlichen näherzukommen. Singen kann sowohl in Räume meditativer Versunkenheit wie auch in Erlebnisse lebenssprühender Ekstase führen. Intensive Sing-Erfahrungen treten vor allem auf, wenn das »absichtslose Singen meditativer oder spiritueller Lieder in den Mittelpunkt gestellt wird – ganz ohne Leistungsdruck und Perfektion. Es geht hierbei um Singen als »Seins-Erfahrung«, um ein Eintauchen in den Klang und darum, das eigene Herz zu öffnen und sich berühren zu lassen.

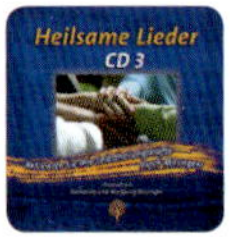
Heilsame Lieder
CD 3

Geschenk No. 15: Die Liebe ist was bleibt

Wolfgang Bossinger

Ballade – Kanon ♩ = 70 hymnisch und leidenschaftlich

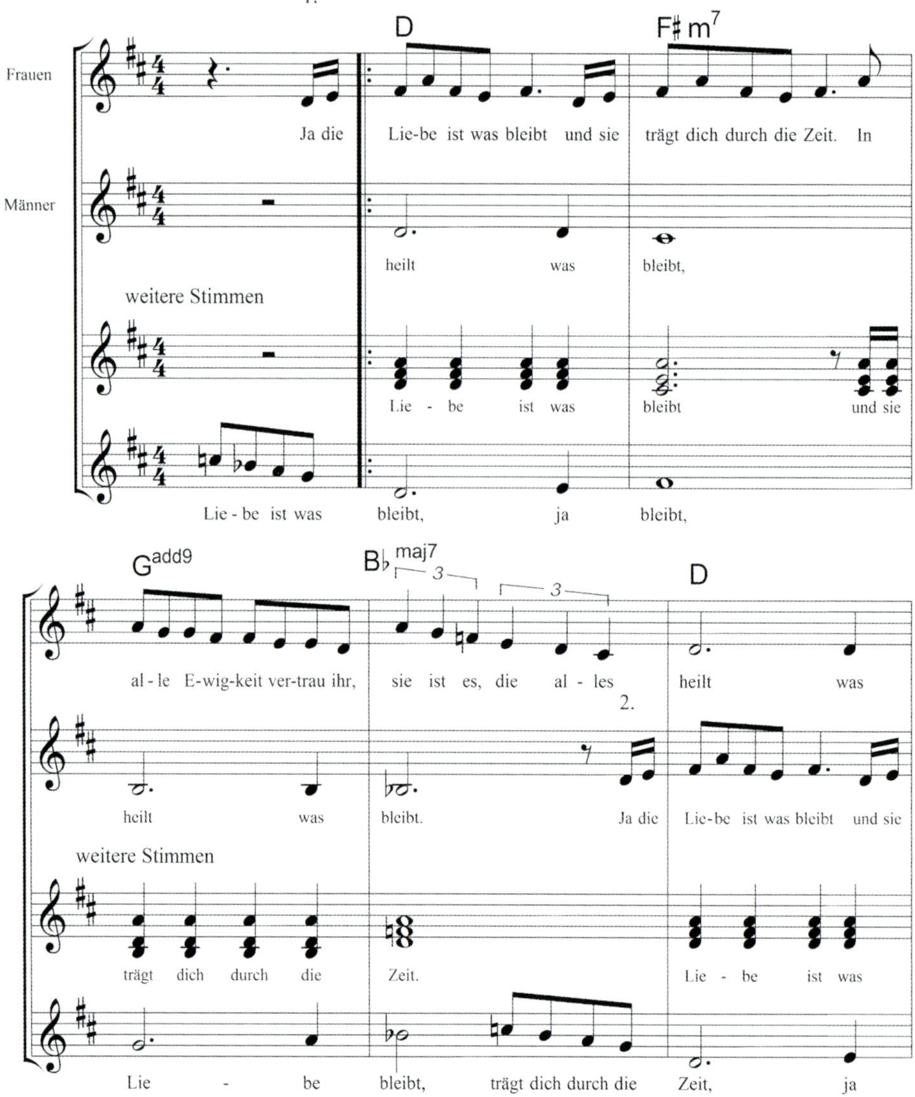
1.
Frauen
Männer
weitere Stimmen
D
F♯m7
Ja die Lie-be ist was bleibt und sie trägt dich durch die Zeit. In
heilt was bleibt,
Lie - be ist was bleibt und sie
Lie - be ist was bleibt, ja bleibt,
Gadd9
B♭maj7
D
al - le E-wig-keit ver-trau ihr, sie ist es, die al - les heilt was
2.
heilt was bleibt. Ja die Lie-be ist was bleibt und sie
weitere Stimmen
trägt dich durch die Zeit. Lie - be ist was
Lie - be bleibt, trägt dich durch die Zeit, ja

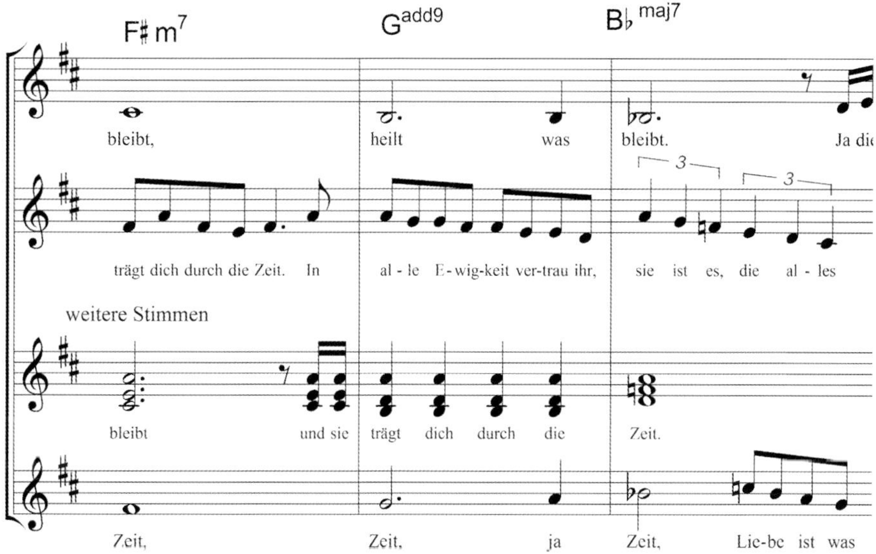

Klavierbegleitung (kraftvoll anschlagen)

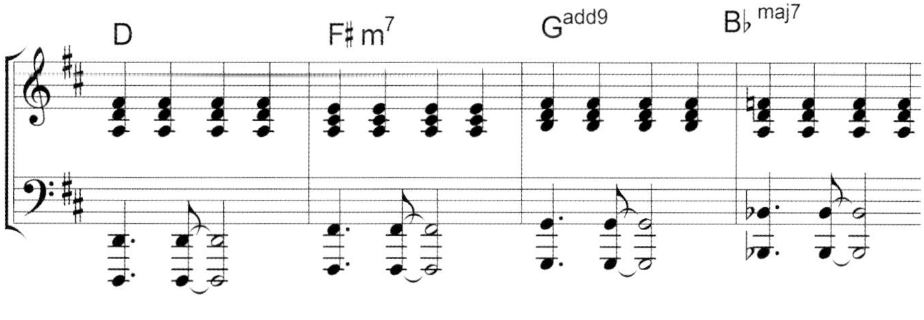

Wolfgang zu seinem Lied:
»Dieses Loblied auf die Liebe erinnert uns daran, dass es nichts Wichtigeres gibt, was wir dieser Welt schenken können, als ein offenes Herz für die Menschen in unserem Umfeld und die liebevolle Hingabe an das Leben. Was von uns einmal bleiben wird und inwieweit wir heilsam gewirkt haben, zeigt sich darin, wie sehr wir geliebt haben.«

In einer einfachen Form lässt sich diese Ballade als zweistimmiger Kanon mit Frauen- und Männerstimmen singen. Dabei sind beide Varianten sehr schön – mit den Frauenstimmen zu beginnen oder mit den Männerstimmen. Wenn die Hauptmelodie allmählich vertraut ist oder wenn viele geübte Sänger dabei sind, können die weiteren Stimmen hinzugenommen werden. Im Vordergrund sollte dabei der hingebungsvolle Gesang und weniger die Perfektion stehen.

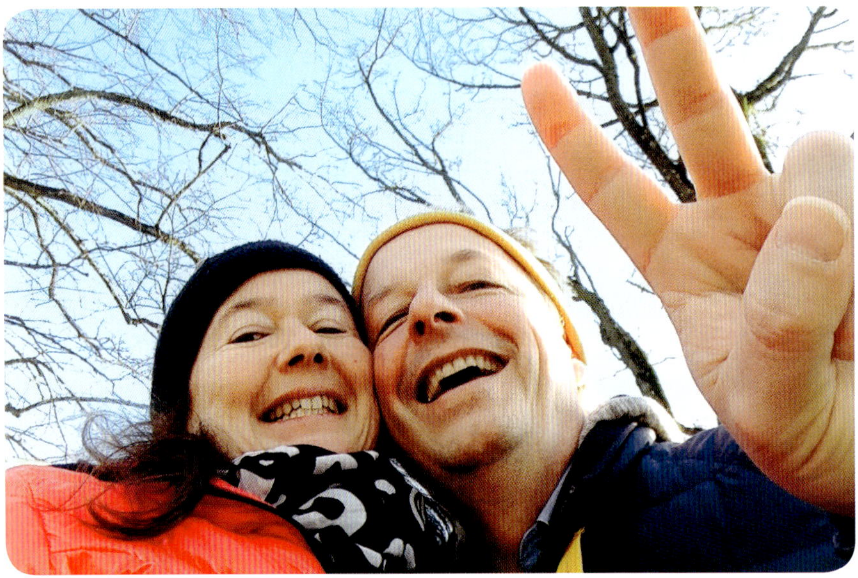

Warum dieses Geschenk?

»Wolfgang, Katharina, ich, meine Frau: Wir sind in unseren Berufen von einer alles entscheidenden Kraft angetrieben: Liebe. Und immer wieder dürfen wir Zeuge sein, wie diese Kraft Herzen heilt. Menschen durch die Finsternis führt.

Wie der erste Song dieses Projektes so schließt auch der letzte mit einer unvergleichlich epischen Melodik.

Ich wünsche mir:
Mögen dir diese Lieder Kraft und Hoffnung spenden in deinen dunkleren Momenten.
Mögen sie dir eine Feuerwerk der Kraft, Inspiration und Lebensfreude sein in deinen lichtesten Augenblicken.

Ich schenke dir ein Lied ist mit Dankbarkeit und Freude von mir für dich zusammengestellt worden.

Als Dankeschön! an die wundervollen Wolfgang und Katharina Bossinger. Sie sind nicht nur Pioniere des heilsamen Singens. Sie sind Top-Agenten des Wandels.

Diese CD und das Buch sind eine Hymne an die Liebe.«

Denn die Liebe ist
was bleibt …

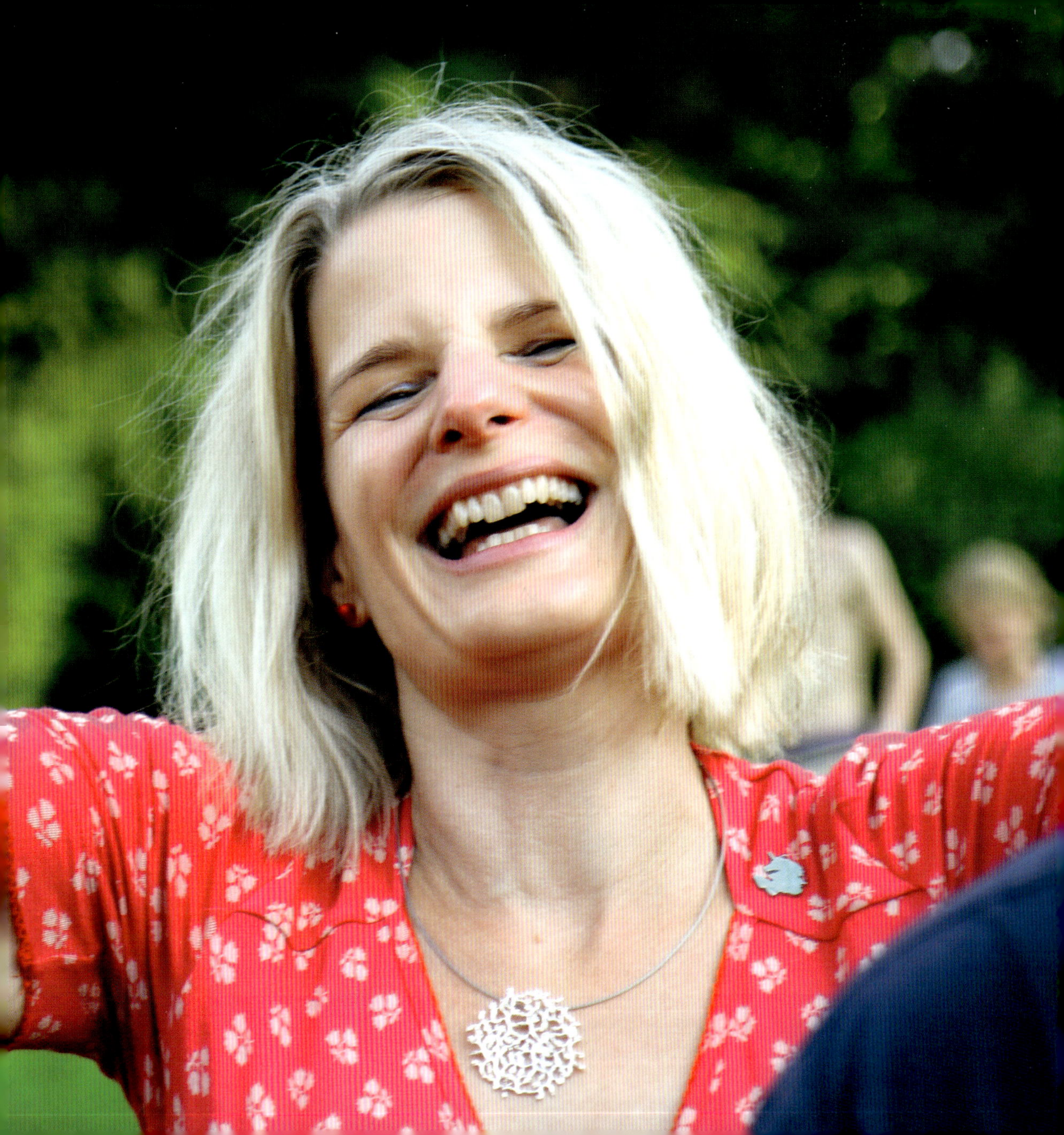

Gesundes Schwingen durch Gesang

Das Singen von Chants und Mantras, die länger gleichbleibend wiederholt werden, kann Erholungszustände im Körper anregen. Dabei beginnen mehrere Körperrhythmen (Atmung, Herzschlag, Blutdruckrhythmus etc.) damit, harmonisch zusammenzuschwingen. Einer dieser optimalen Schwingungszustände ist die sogenannte Herzkohärenz – ein optimaler Gleichgewichtszustand des vegetativen Nervensystems, bei dem wir uns tief entspannen können. Bereits 5 Minuten Singen eines Mantras oder Vokaltönen ermöglicht uns in Herzkohärenz zu kommen.

Vergleichbare Zustände synchronisierter Körper-Rhythmen treten sonst normalerweise nur im Tiefschlaf auf – dann nämlich, wenn der Körper dieses Zusammenschwingen nutzt , um sich zu regenerieren.

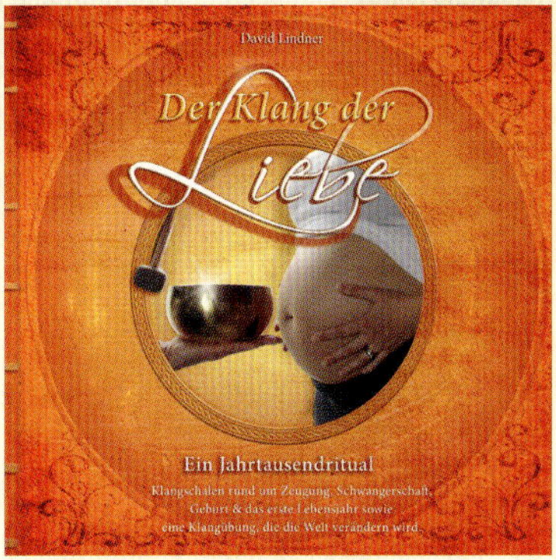

Der Klang der Liebe - Ein Jahrtausendritual *ist das Buch und Projekt, aus dessen Konzept heraus Wolfgang und Katharina Bossinger die CD »Mein hellster Stern« komponierten.*

Zum einen ist es ein Praxisbuch zur Anwendung von Klangschalen vor und während der Schwangerschaft sowie der ersten Lebensjahre eines Kindes.

Zum anderen beinhaltet es ein evolutionäres Behandlungsritual, um das Band zwischen den Generationen auf bisher nicht denkbar nachhaltige Weise neu zu knüpfen. Es wird dein Herz berühren

Das Herz der Menschheit *basiert auf dem Der-Klang-der-Liebe-Projekt und überträgt es in einem gesamtgesellschaftlichen Rahmen.*

Impressum

Traumzeit-Verlag, Battweiler
ISBN 978-3-933825-51-3

Bibliografische Information der Deutschen Bibliothek
Die Deutsche Bibliothek verzeichnet diese Publikation in der Deutschen Nationalbiografie: detaillierte bibliografische Daten sind im Internet über http://dnb.ddb.de abrufbar

Layout Buch & Cover:
David Lindner & Ansgar-M. Stein
Korrektorat: Petra Zwerenz, Reutlingen

Bildverzeichnis:

Coverfoto und Seite 1 fotolia.com #72222980©drubig-photo. Rose auf der Rückseite fotolia.com #1088308 ©Christian Lück. Seite 9 Postkarte unter Verwendung: fotolia #72734670 ©tai111. Seite 16/17: fotolia #79531010 ©altanaka. Seite 24/25 fotolia #108536714©nataliakabliuk. Seite 42 fotolia #46365624 ©Superingo.
Seite 2, 5, 2138,39, 43, 51, 55, 69, 72 ©David Lindner. Seite 4, 7, 50 ©Trudi Diehl. Seite 48 ©Sabine Braun. Seite 12/13, 20, 28, 30/31, 32, 34, 45, 46/47, 62, 66, 68 ©Katharina Bossinger.

Bitte beachte: Traumzeit ist ein unabhängiger Kleinstverlag. Wir machen unsere Bücher mit hohem Aufwand so, dass sie dir als Leserin oder Leser hoffentlich gefallen und dich bereichern. Wir freuen uns, wenn du uns weiterempfiehlst. Vielen Dank hierfür.

www.traumzeit-verlag.de

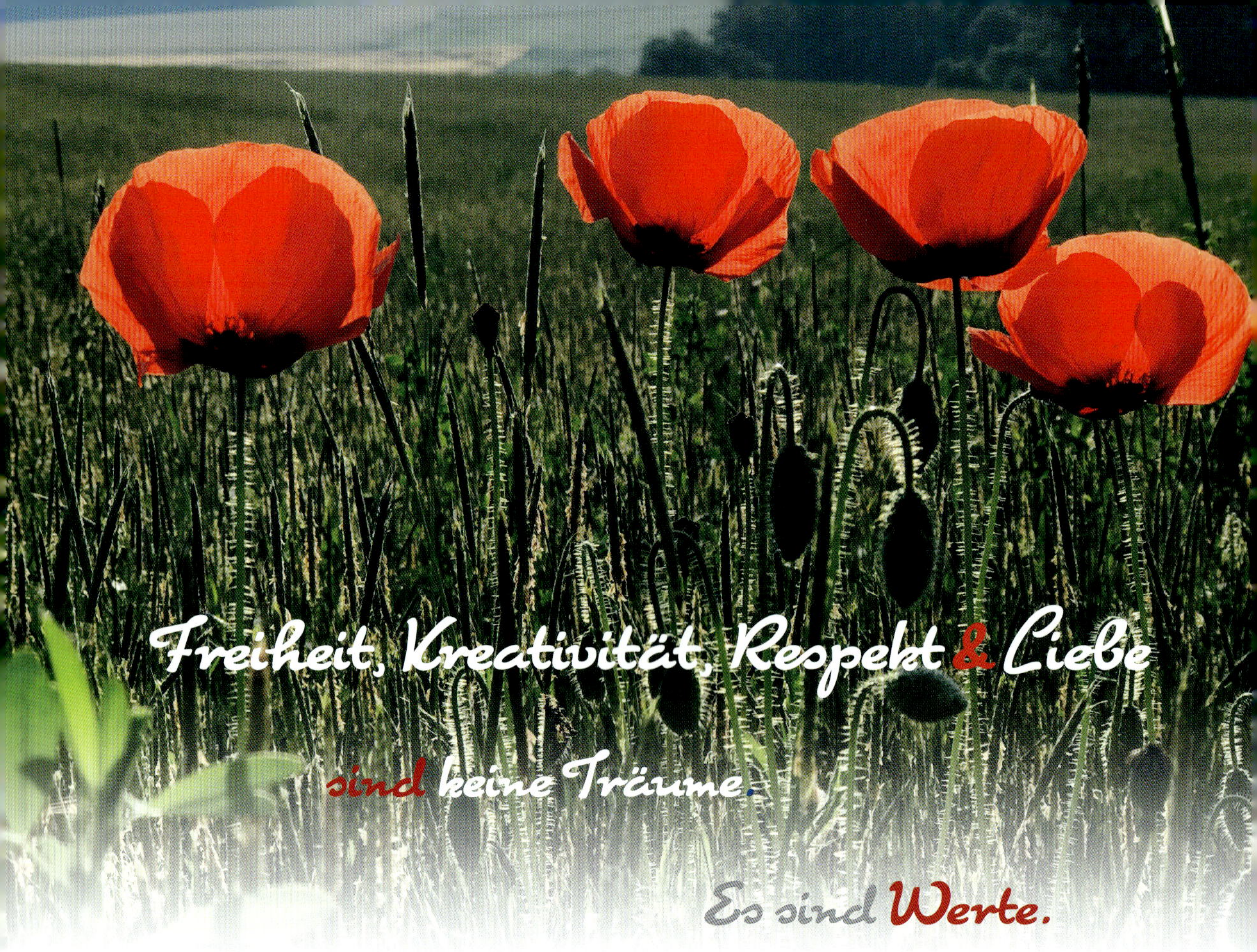

Freiheit friedlich verteidigen. Kreativität entfalten. Respektvoll und achtsam zu sein gegenüber Mensch, Tier, Pflanze und künftigen Generationen. Liebe ganz konkret zu leben. Das ist keine romantischen Träumerei. Es ist – wenngleich lustvolle – so doch harte und Geduld erfordernde Arbeit.
Wir verstehen unsere Projekte als Wegbegleiter und Helfer einer Menschheit, deren Blüte bald beginnen wird. Erfahre mehr unter *www.traumzeit-verlag.de*